Christopher Vasey

Petit traité de naturopathie

Pour être au top au naturel

suivi du

Dictionnaire thématique
des concepts de la naturopathie

Préface de Daniel Kieffer

jouvence Santé

Du même auteur aux Éditions Jouvence

Les cures de santé (n.e.), avec Johanna Brandt, 2010
Manuel de diététique, de nutrition et d'alimentation saine, 2009
L'équilibre acido-basique (n.e.), 2009
Remèdes de grand-maman, 2008
La fièvre, une amie à respecter, 2008
Gérez votre équilibre acido-basique (n.e.), 2008
Quand le corps a soif, 2007
Alternatives naturelles aux antibiotiques, 2004
Manuel de détoxication (n.e.), 2003
Les compléments alimentaires naturels, 2003
Un hiver sans grippe, 1994

Catalogue gratuit sur simple demande
ÉDITIONS JOUVENCE

Suisse: CP 184, 1233 Bernex-Genève
France: BP 90107, 74161 Saint Julien en Genevois Cedex
Mail: info@editions-jouvence.com
Site internet: **www.editions-jouvence.com**

ISBN 978-2-88353-954-9

Couverture: Éditions Jouvence
Composition: Nelly Irniger (n.irniger@gmail.com)
Illustrations : Fotolia.com – p. 5/13/21/89 © Stephen Coburn • p. 6/87 © Michel Bazin • p. 6/127 © Marek Kosmal • p. 15 © Xuejun li • p. 26 © Monkey Business • p. 30/91 © Luminis • p. 37 © Dmitri Knorre • p. 40 © evgenyb • p. 47/73 © angelo.gi • p. 48 © Olga Langerova • p. 53 © Volff. • p. 59 © Dawn Hudson • p. 62 © Jacktoon • p. 66 © Cdrcom • p. 79 © Amniri • p. 83 © Andrejs Pidjass • p. 89 © Tomo Jesenicnik • p. 105 © Liv Friis Larsen • p. 111 © Giuseppe Porzani • p. 121 © Kati Molin

Sommaire

Préface de Daniel Kieffer

La médecine est malade et notre société occidentale, tout comme notre planète, ne vont pas bien. Les maladies iatrogènes (dues aux traitements allopathiques) et nosocomiales (développées en milieu hospitalier) flambent d'une façon très inquiétante. On promet aux enfants d'aujourd'hui qu'ils seront centenaires, mais on confond grand âge médicalisé et qualité de vie. Il est aussi démontré que près de 90 % des cancers sont liés à des causes nutritionnelles et aux xénobiotiques (polluants et déchets environnementaux). La France détient le triste record européen des suicides d'adolescents, et les médecins eux-mêmes développent de plus en plus de dépressions dans les deux ans suivant leur installation libérale…

Faut-il pour autant faire confortablement l'autruche et nier l'évidence ou bien tenir un discours paranoïaque alarmiste face à ces paradoxes de notre monde moderne ? La naturopathie considère que ce tableau, aussi dramatique soit-il, peut être étudié sereinement et solutionné positivement, à condition de réveiller les consciences des consommateurs et des décideurs, le plus souvent formatés par la pensée unique.

En effet, qu'il s'agisse de déséquilibres écoplanétaires ou sanitaires, tout repose sur des questions de philosophie, de références, de points de vue qui orientent les comportements humains. Or, de nos jours, beaucoup des problèmes évoqués tiennent leur origine dans la pensée matérialiste – cartésienne, pasteurienne – et la croyance égotique que l'homme peut sans conséquence se couper des lois de la nature ou de la biologie.

La naturopathie s'est ainsi donnée pour objectif la santé, le bien-être, mais sur le mode d'une profonde et authentique *réconciliation* avec ces lois, souvent simples et pleines de bon sens : comment se nourrir au plus juste, respirer librement, prendre soin de son corps et de ses éliminations naturelles ? Comment optimiser son sommeil, sa vitalité, sa libido ? Comment se ressourcer via des éléments de l'environnement naturel – terre, eau, air, lumière par exemple ? Pourquoi alterner soigneusement des temps d'activité et de repos ? Comment épurer et régénérer notre terrain ? Comment consommer sans menacer nos ressources planétaires ?

Un tel bon sens se retrouve depuis toujours au cœur des grandes traditions hygiénistes et médicales : depuis les fabuleux enseignements de Sumer ou des Esséniens, les pratiques ayurvédiques, amérindiennes, chinoises ou tibétaines, et plus spécialement pour notre société depuis la noble pensée hippocratique. Le plus étonnant est peut-être de constater que toutes, au-delà des différences contextuelles de détail, reposent sur les mêmes fondements et que seule la médecine allopathique (occidentale, institutionnelle, majoritaire à ce jour) s'est construite en totale opposition avec ces concepts universels !

Quels sont donc ces points communs essentiels ? ***Prévenir plutôt que guérir, enseigner plutôt que traiter, responsabiliser plutôt que prendre en charge,*** *considérer l'homme total plutôt que le symptôme, demeurer humblement et respectueusement à l'écoute des lois de la vie saine, accompagner les processus* *énergétiques de régénérescence et d'autoguérison spontanés plutôt que croire en l'efficacité d'un remède... tout un programme.*

La naturopathie est devenue, depuis plus d'un siècle aux États-Unis et plus de 70 ans en Europe, la discipline proposant *une autre médecine*, où le praticien se veut d'abord un éducateur de santé, parfaitement efficace dans le secteur de toutes les pathologies chroniques – dites fonctionnelles – et bien entendu, dans celui de la prévention dite primaire et de la qualité de vie. Il n'est pas pour autant un praticien de plus dans le vaste champ des médecines douces (phytothérapie, homéopathie...), mais il demeure le généraliste de la santé, comme l'allopathe est le généraliste de la maladie. Alors peut on rêver d'un système de santé publique idéal, à l'image peut-être de la médecine dite *intégrée* de quelques états américains, où médecin allopathe, praticien de médecine douce et naturopathe se compléteraient fraternellement dans le plus parfait respect mutuel, au service du patient ?

Selon la définition fédérale française (FENAHMAN), *la naturopathie, fondée sur le principe de l'énergie vitale de l'organisme, rassemble les pratiques issues de la tradition occidentale et repose sur les dix agents naturels de santé (alimentation, hydrologie, psychologie, exercices physiques, respiration, plantes, réflexologie, techniques manuelles et énergétiques...). Elle vise à préserver et optimiser la santé globale de l'individu, sa qualité de vie, ainsi qu'à permettre à l'organisme de s'autorégénérer par des moyens naturels.*

Fidèle à ces concepts, mon confrère Christopher Vasey a réalisé ici un travail de synthèse remarquable, car il n'était pas facile de résumer en si peu de pages l'essence de notre art et ses applications utiles pour le lecteur. En ceci il mérite mon très cordial hommage pour sa rigueur et mes sincères félicitations pour sa pédagogie.

Nous retrouverons ici avec plaisir les clés essentielles des cinq piliers chers à Hippocrate et à tous nos maîtres européens (Kneipp, Paul Carton, Durville, Marchesseau, Roux…) et nord-américains (Lust, Tilden, Lindlahr, Macfadden, Jensen…), à savoir : *l'humorisme*, science étudiant l'importance de nos liquides organiques et leurs troubles (surcharges, carences, barrages) ; *le vitalisme*, considérant notre énergie vitale intrinsèque et ses précieuses capacités (homéostasie, régénérescence, autoguérison) ; *l'hygiénisme*, enseignant l'art de vivre et le contact avec la nature comme indispensables à notre santé et notre bien-être ; *le causalisme*, quête méthodologique de l'origine première des symptômes, ramenant toujours au terrain humoral, mais aussi à l'énergétique, voire à la psychologie, la spiritualité ou l'écologie ; et *l'holisme*, approche globale de la personne humaine et des interrelations entre ses différents plans et son milieu.

Merci, Christopher, pour ce nouvel ouvrage de référence et bonne lecture à toutes et à tous.

Daniel Kieffer
Président de la FENAHMAN
(Fédération française de Naturopathie) et de
l'UEN (Union européenne de Naturopathie),
Directeur du CENATHO
(Collège européen de Naturopathie traditionnelle holistique),
Membre de l'OMNES (Organisation de
la Médecine naturelle et de l'Éducation sanitaire).

Introduction

Pour beaucoup de gens, la *naturopathie** ne se distingue de la médecine allopathique que par les remèdes qu'elle emploie : ceux-ci sont naturels (plantes médicinales, hydrothérapie, etc.) plutôt que chimiques. En réalité, il y a encore une différence de taille : **la naturopathie a une conception de la maladie tout autre que celle de l'*allopathie**.**

Elle ne se contente donc pas de faire la même chose avec d'autres moyens, mais elle fait autre chose avec des moyens très dissemblables. Les buts thérapeutiques qu'elle cherche à atteindre sont en effet régis par une tout autre logique.

Quelle est celle-ci ?

Le but de ce livre est d'en présenter les différents aspects, en exposant les bases sur lesquelles repose la naturopathie (aspect théorique) et en décrivant les moyens utilisés par elle pour soulager les malades (aspect pratique).

Le lecteur découvrira alors que la naturopathie lui offre de nombreuses aides non seulement pour retrouver la santé, mais également pour travailler activement à la maintenir.

---

* Les expressions en italiques suivies d'un astérisque sont définies dans le dictionnaire thématique (p. 127 ss).

1

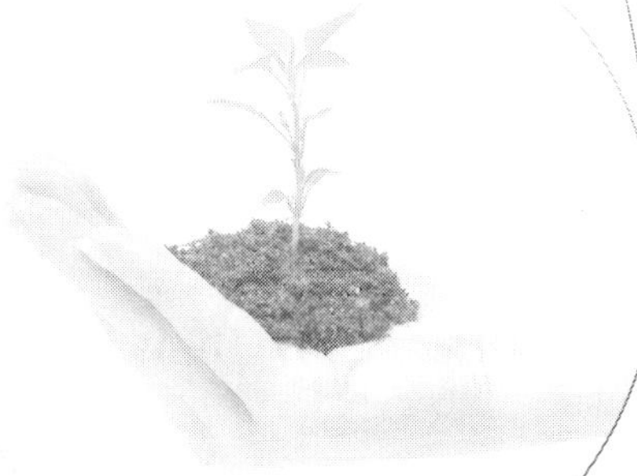

Les bases de la naturopathie

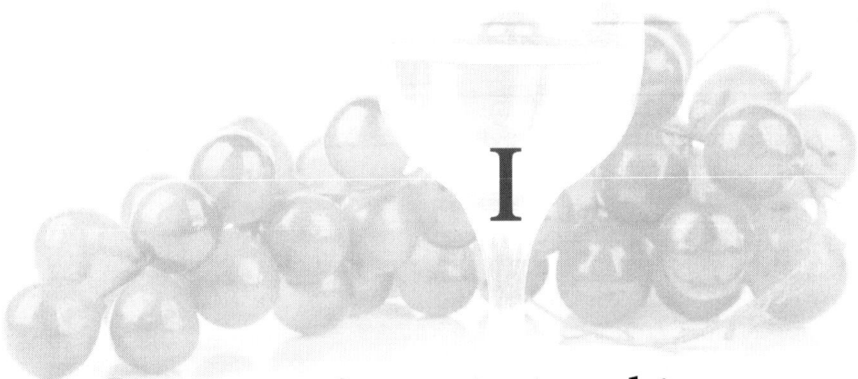

I

La conception naturopathique de la maladie

Qu'est-ce qu'une maladie ?

*L'importance du terrain**

Il est rare qu'une personne atteinte dans sa santé se demande : pour quelle raison suis-je malade ? Que se passe-t-il réellement dans mon corps ? Au contraire, toute son attention – et celle de son entourage – est concentrée sur les *symptômes** criants, désagréables ou douloureux de sa maladie. D'ailleurs, tous les moyens mis en œuvre visent en priorité à faire disparaître ces symptômes le plus vite possible.

Il semble aller de soi que la réaction normale soit de riposter vigoureusement à l'agression représentée par la maladie. Et on agit en général comme si elle était une entité extérieure et indépendante du sujet qui, en s'infiltrant dans son organisme, le rendrait soudainement malade. Ce point de vue nous amène à considérer la personne atteinte comme une victime innocente qu'il faut aider car, par « malchance », elle a subi une agression morbide.

Les expressions utilisées pour parler de la maladie traduisent bien cette vision. Nous disons que nous « tombons » malades, que nous sommes « frappés » par ou que nous « attrapons » une maladie...

D'après cette conception enseignée par la médecine allopathique, chaque « agresseur » détermine des troubles différents qui en sont caractéristiques. Il y a donc autant de maladies que d'agresseurs ; c'est ce qu'on appelle la *pluralité morbide**.

En *naturopathie** au contraire, toutes les maladies sont considérées comme des manifestations différentes d'un seul et même trouble. Ce dénominateur commun, ce mal profond dont résultent tous les autres, réside au niveau du *terrain**. Le terrain est constitué de l'ensemble des liquides organiques dans lesquels baignent les cellules, le sang, la lymphe, le liquide céphalorachidien, etc.

Les *liquides intra- et extracellulaires** représentent 70 % du poids du corps. Ils revêtent une importance capitale puisqu'ils constituent l'environnement de nos cellules.

Celles-ci dépendent entièrement de ces liquides, qui assurent les *apports** nutritifs, les éliminations des *toxines** résultant de leurs activités et la transmission de messages d'une cellule à une autre, transmission qui garantit leur action coordonnée et harmonieuse (voir figure ci-contre).

Tout comme l'environnement de l'être humain peut favoriser sa *santé** ou le rendre malade, suivant qu'il est pollué ou non, l'environnement des cellules est déterminant pour leur état de santé. Si elles baignent dans un milieu carencé en oxygène et surchargé de déchets, elles ne pourront pas faire correctement leur travail.

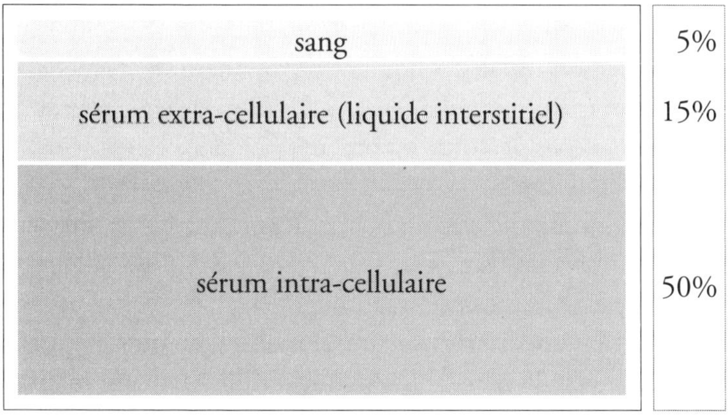

Les liquides organiques qui composent le terrain et leur pourcentage du poids du corps

Notre organisme est constitué de cellules. Si elles ne fonctionnent pas normalement, c'est le corps dans son entier qui fonctionnera mal et que l'on dira malade.

Il existe une composition précise et idéale du milieu intérieur qui permet le bon fonctionnement de l'organisme, c'est-à-dire le travail normal des cellules. *Tout changement quantitatif ou qualitatif trop important de ces liquides conduit à la maladie.* Pour cette raison, les forces vitales de l'organisme luttent constamment afin de maintenir le terrain en équilibre parfait.

Il s'agit principalement de neutraliser et de rejeter vers l'extérieur tous les déchets et toxines issus des métabolismes. Cette épuration s'effectue par les organes « filtres et éliminateurs », les *émonctoires** : le foie, les intestins, les reins, la peau et les poumons.

La santé est donc un équilibre instable qu'il faut sans cesse reconquérir. Si, par exemple, suite à des excès alimentaires ou à la prise d'un excitant comme l'alcool ou certains médicaments, le terrain se surcharge occasionnellement d'un peu de *déchets**, les conséquences n'en sont pas dramatiques car le corps est capable de se purifier lui-même et de rétablir ainsi la composition idéale des liquides organiques. En revanche, si ces écarts cessent d'être exceptionnels pour devenir courants, voire quotidiens, le corps est vite dépassé dans sa capacité de rétablir l'équilibre.

Le sang accumule des déchets qui finissent par se déposer sur les parois des vaisseaux.

Le diamètre des vaisseaux diminuant et le sang s'épaississant, la circulation sanguine s'effectue de moins en moins bien. Les échanges entre le sang et les sérums cellulaires sont ralentis. Les déchets que rejettent constamment les cellules s'accumulent dans les tissus au lieu de quitter rapidement l'organisme. Les organes, de plus en plus saturés de déchets, ne peuvent plus réaliser correctement leur travail et les émonctoires congestionnés ne parviennent plus à assurer une épuration suffisante des liquides organiques. Toutes les activités sont perturbées, que ce soit au niveau des cellules, des enzymes, des globules blancs… ou des réactions biochimiques.

L'état d'encrassement du terrain dans lequel se trouve alors le corps est ce que la médecine naturelle considère comme **la maladie en soi**. Cet état se retrouve dans toutes les maladies. Il constitue leur nature profonde, leur base commune. Ce n'est donc pas parce qu'une maladie « entre » dans le corps que l'état général se dégrade, c'est parce que le terrain se dégrade que la maladie apparaît.

Les liquides organiques ne cessant de circuler et des échanges incessants ayant lieu entre eux, il va de soi que les toxines se répandent nécessairement dans tout l'organisme. Aucune partie du corps n'est épargnée. D'où cet aphorisme fondamental de la médecine naturelle : « *La maladie est générale et unique, c'est l'encrassement du terrain.* » Cette conception d'*unicité morbide** s'oppose à la conception de *pluralité morbide** de la médecine classique.

Au premier abord, il semble y avoir une contradiction entre cette conception de maladie unique et les multiples formes nettement différenciées des maladies que nous connaissons. La *naturopathie** cependant considère chaque trouble local non pas comme une maladie en soi, mais seulement comme la manifestation de « surface » du mal profond, un résultat de l'encrassement préexistant ; il ne peut se déclarer sans qu'auparavant, le terrain ne se soit surchargé de déchets. Les troubles locaux sont comparables à des pointes d'iceberg. La partie la plus importante de l'iceberg est invisible : c'est le terrain surchargé.

Les troubles locaux ne sont donc pas la maladie en soi, mais seulement les conséquences secondaires du mal primitif : le terrain surchargé de déchets. D'où cet autre aphorisme de la médecine naturelle : « *Essentiellement, il n'y a pas de maladies locales, il n'y a que des maladies générales.* »

Il en est bien ainsi, puisque les troubles locaux évoluent en fonction de l'état du terrain : plus celui-ci se détériore, plus ils augmentent. Qu'il s'agisse d'une grippe ou d'une tumeur cancéreuse, le processus est le même. L'augmentation du taux de *surcharge** dans l'organisme aggrave l'état grippal et favorise le développement de la tumeur. Au contraire, les symptômes locaux diminuent parallèlement à la diminution du taux de surcharge. Ils disparaissent lorsque le terrain a retrouvé son équilibre, quand ce retour à l'équilibre est encore possible.

La localisation des troubles de « surface » dépend des faiblesses organiques individuelles. Tous les organes baignent dans les liquides surchargés de déchets. Ils sont tous irrités et agressés de manière semblable par les dépôts toxiniques. Les premiers à céder, les premiers à ne plus supporter leur environnement sont évidemment les plus faibles héréditairement ou les plus sollicités : par exemple la gorge pour ceux qui parlent beaucoup dans leur profession, les nerfs pour les gens stressés, les voies respiratoires pour ceux qui respirent beaucoup de poussière ou de gaz nocifs sur leur lieu de travail (mineurs, peintres, etc.). La maladie est une, mais elle se manifeste différemment chez chacun.

C'est à Hippocrate, le père de la médecine, que nous devons la conception de l'unicité morbide. Cinq siècles avant J.-C., il écrivait : « *La nature de toutes les maladies est la même. Elles diffèrent seulement par leur siège. Je pense qu'elles ne se montrent sous tant de formes diverses qu'à cause de la grande diversité des parties où le mal est placé. En effet, leur essence est une ; la cause qui les produit est pareillement une.* »

Vingt-cinq siècles plus tard, Alexis Carrel, Prix Nobel de médecine en 1912, déclarait : « *Le corps est malade tout entier. Aucune maladie ne reste strictement confinée à un seul organe.* »

Comment tombe-t-on malade ?

Le rôle des toxines et des carences

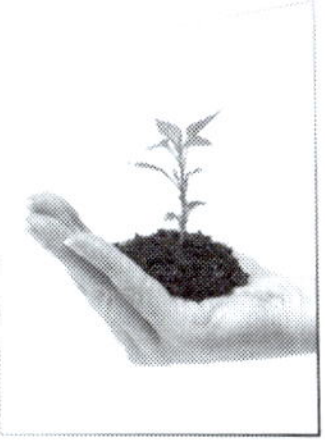

Comprendre que le *terrain** peut se dégrader, c'est se rendre compte qu'il dépend entièrement des apports extérieurs pour se constituer et se renouveler. Les substances nutritives contenues dans les aliments servent à l'élaboration des cellules et des liquides organiques ; de plus, notre corps fonctionne grâce à elles.

Si les apports alimentaires sont supérieurs aux besoins de l'organisme, ce dernier se trouve en présence de substances qu'il ne peut utiliser. Obligé de les stocker, il les accumule dans ses tissus. Les aliments peuvent également contenir des substances chimiques ou synthétiques (colorant, conservateurs, etc.). Comme rien n'est prévu par la nature pour leur utilisation, ces substances plus ou moins *toxiques** stagnent dans les tissus et modifient le terrain d'après leurs caractéristiques.

Même lorsque l'*alimentation** est adéquate, des déchets peuvent s'accumuler dans le corps. Cela se produit chaque fois que les soucis, les peurs, le stress, etc. perturbent les *métabolismes**. La digestion s'effectue alors mal et les aliments donnent naissance à une multitude de déchets, que l'on désigne par le terme général de toxines. En naturopathie, on distingue deux sortes principales de toxines : les *cristaux** issus des métabolismes des protéines et des acides, et les *colles** provenant des métabolismes des amidons et des graisses.

	Les cristaux	Les colles
Source	• les protéines • le sucre blanc • les aliments acidifiants	• les amidons • les graisses
Émonctoires chargés de leur élimination	• les reins • les glandes sudoripares	• le foie, la vésicule biliaire • les intestins • les glandes sébacées • les voies respiratoires

Les deux genres de toxines

Toutes ces substances, toxiques ou non, qui se trouvent en excès dans l'organisme, empêchent ce dernier de fonctionner correctement et sont considérées comme la cause principale de la dégradation du terrain, et donc de l'éclosion des maladies.

La surcharge de l'organisme en déchets peut aussi avoir pour cause une mauvaise dégradation et une mauvaise utilisation des substances alimentaires dues à un manque d'activités physiques et à la sous-oxygénation qui en résulte.

Il est en outre possible que les émonctoires prévus pour l'élimination des toxines travaillent insuffisamment, contraignant par conséquence le corps à conserver des déchets dans ses tissus.

L'activité normale d'une cellule est aussi productrice de déchets, mais d'une façon minime. Il y a cependant danger lorsque les cellules sont malades. Elles peuvent alors excréter beaucoup plus de déchets qui empoisonnent progressivement tout l'organisme.

Les facteurs qui entraînent l'encrassement et la dégradation du terrain sont donc multiples, mais dans tous les cas, il s'agit de déchets constitués par les apports mal métabolisés. Voilà pourquoi l'*hygiène** de vie et surtout l'hygiène alimentaire sont si importantes.

Selon les aliments, les boissons, les médicaments, les excitants que nous consommons, nous dégradons notre terrain ou, au contraire, nous le conservons sain et résistant.

Il existe une autre grande cause de dégradation du terrain, amenée non pas par un excès dans l'organisme, mais par un manque.

Les *carences** sont des manques en substances nutritives indispensables pour la construction et le fonctionnement de l'organisme. Ces substances nutritives ou nutriments sont les protéines, glucides, lipides, sels minéraux, vitamines et oligo-éléments. La composition du milieu intérieur ne se maintient que si les éléments nécessaires lui sont apportés. Si l'un d'eux est fourni en quantité insuffisante, le fonctionnement organique ralentit immédiatement. Lorsque cet élément vient à manquer complètement, les fonctions qui en dépendent ne sont plus assurées. Si cet état de carence se prolonge, il peut entraîner la mort.

Dans notre société d'abondance, il paraît difficile de tomber malade à cause de carences alimentaires, mais en réalité, c'est tout à fait possible et même très facile. Les aliments d'aujourd'hui nous fournissent de moins en moins ce dont notre organisme a besoin car ils sont eux-mêmes carencés, à cause des méthodes de culture et d'élevage ainsi que des multiples procédés de raffinage qu'ils subissent (raffinage des céréales, des huiles, du sucre, etc.).

Une autre cause de carence réside, non pas dans un apport inadéquat de *nutriments**, mais dans leur destruction par des substances chimiques contenues dans les aliments ou les médicaments, substances qui agissent comme antivitamines ou inhibiteurs d'oligo-éléments. Des régimes unilatéraux, desquels sont exclus systématiquement certains aliments, contribuent également à produire des carences, à cause du manque de variété dans les apports.

Lorsque les carences se prolongent – ce qui est le cas si les habitudes alimentaires défavorables sont maintenues – il se produit des modifications importantes de la composition des liquides organiques et un affaiblissement progressif et insidieux des forces de résistance du corps.

En outre, du fait de l'interdépendance de tous les éléments nutritifs pour leur bonne utilisation, une carence en une substance entraîne, dans une réaction en chaîne, toute une série d'autres carences.

Un organisme carencé fonctionne moins bien, il élimine moins bien, et par conséquence, le taux de surcharge augmente.

Surcharges	**Carences**
• toxines : urée, acide urique… • toxiques : tabac, alcool, café… • additifs alimentaires : colorants, agents conservateurs… • poisons de la pollution : plomb cadmium…	- eau - oxygène - protéines - glucides - lipides - vitamines - minéraux - oligoéléments

Les deux causes de la dégradation du terrain

La maladie survient donc quand le terrain est surchargé de déchets et carencé. Le fonctionnement de l'organisme est perturbé, il n'arrive plus à se défendre correctement. Ce phénomène n'est pas si méconnu qu'il y paraît, puisqu'il est utilisé par la recherche médicale elle-même.

En effet, pour étudier l'action des microbes ou pour tester de nouveaux remèdes, des microbes sont inoculés à des animaux. S'ils sont en bonne santé, c'est-à-dire si leur terrain n'est ni carencé ni surchargé de déchets, les infections ne se déclarent pas, ou du moins avec des fréquences bien plus faibles.

La manière de surmonter cet obstacle aux expérimentations parle d'elle-même: ces animaux en trop bonne santé sont rendus réceptifs à l'agression microbienne par une dégradation « scientifique » de leur terrain: nourriture carencée, inadaptée à leurs capacités digestives, trop abondante et cuite; ingestion de cocktails de médicaments chimiques; mise en état de stress en enfermant les animaux dans l'obscurité, les pattes dans l'eau froide, etc.

Comment guérit-on ?

Les forces curatives du corps

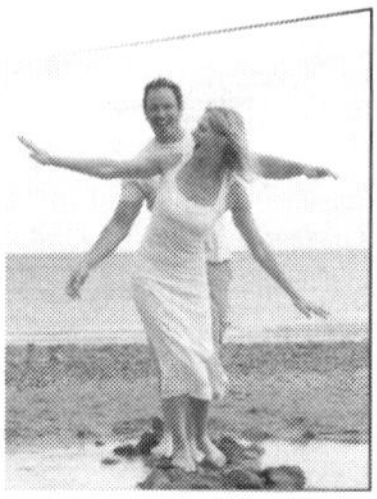

Chacun d'entre nous l'a déjà vécu : on peut guérir d'une maladie sans prendre de *remèdes**. Et pourtant, lorsque quelqu'un est malade, la préoccupation principale est toujours de lui procurer des médicaments. Ce besoin d'un remède à tout prix s'inscrit jusque dans notre conception de la guérison car il est couramment admis que : *« Sans médicaments, pas de guérison. »*

Les médicaments sont censés contenir toutes les forces curatives nécessaires pour ramener un corps malade à la santé. Et pourtant, combien de malades guérissent sans médicaments parce que, soit ils n'en ont pas à disposition, soit ils ne veulent pas en prendre ! Et comment les animaux peuvent-ils se guérir, eux qui ne disposent d'aucun médicament ? Existerait-il autre chose ?

La médecine naturelle parle de nature « médicatrice » ou « *force vitale** de l'organisme ». Elle ne peut être identifiée à un organe de notre corps, son existence ne se révèle que par les effets de son action. Hippocrate disait que : *« La force vitale de l'organisme est la plus puissante force de cohésion et d'action de tout ce qui existe. Cependant, elle est invisible à l'œil ; seul le raisonnement peut la concevoir. »*

Dans l'état de santé, la force vitale organise, orchestre et harmonise toutes les fonctions organiques. Elle travaille constamment à maintenir l'organisme dans l'équilibre de santé le plus parfait.

En cas de blessures, c'est elle qui dirige les réparations des tissus par la cicatrisation des plaies. Lorsque le corps est agressé par des produits dangereux pour son intégrité, que ceux-ci viennent de l'extérieur (venins, poisons, microbes…) ou de l'intérieur (toxines et déchets des métabolismes), elle alerte tout l'organisme et met en place le système de défense.

Face à la montée des surcharges et à l'encrassement des tissus, la force vitale ne reste donc pas une spectatrice passive. Elle réagit activement pour ramener l'ordre dans l'organisme, afin de lui permettre de continuer à fonctionner normalement. Tous ses efforts visent à rétablir la pureté du terrain, en neutralisant les toxines et en les rejetant à l'extérieur par les différents émonctoires. Ces expulsions de toxines peuvent prendre des formes très spectaculaires. Ce sont des *crises de désintoxication**, encore appelées *crises de nettoyage** ou *crises curatives**.

Les éliminations se font par les mêmes émonctoires qu'en temps normal, mais avec une force plus grande. Par les voies respiratoires, des déchets colloïdaux sont crachés ou expectorés ; par les voies urinaires, les urines chargées, acides, conduiront les déchets vers l'extérieur. La peau les élimine par des sudations, des boutons ou eczémas divers. Le tube digestif participe également par des diarrhées libératrices ou d'abondantes sécrétions biliaires.

Les émonctoires sollicités dépendent de la nature des déchets et de la force respective des différents organes, d'où d'importantes variations d'un individu à un autre et de multiples possibilités de localisation des troubles. Ces troubles locaux sont les manifestations visibles des réactions défensives de la force vitale qui cherche à corriger le mal profond : l'encrassement du terrain.

En médecine classique, chacune des réactions défensives locales est cataloguée suivant ses caractéristiques, reçoit un nom particulier et est ensuite considérée comme une maladie en soi. La nature éliminatrice des maladies était toutefois déjà proclamée par Hippocrate : « *Toutes les maladies se guérissent au moyen de quelque évacuation, ou par la bouche ou par l'anus ou par la vessie ou par quelque émonctoire. L'organe de la sueur en est un qui est commun à tous les maux.* » Thomas Sydenham, médecin anglais du XVIIe siècle, écrivait : « *La maladie n'est autre chose qu'un effort de la nature qui, pour conserver le malade, travaille de toutes ses forces à évacuer la matière morbide.* »

Plus près de nous, en 1924, le Dr Paul Carton, l'« Hippocrate du XXe siècle », déclarait : « *La maladie n'est en réalité que la traduction d'un travail intérieur de neutralisation et de déblayage toxique qu'accomplit l'organisme dans un but de conservation et de rénovation…, la maladie exprime un effort de purification et de préservation et non pas un travail de destruction de la santé…* »

L'organisme est donc capable d'œuvrer tout seul à sa guérison : il renferme en lui, grâce à la force vitale, la capacité de *s'autoguérir**. Hippocrate nommait nature « médicatrice » cette capacité de la force vitale. Le terme moderne est celui d'*immunité**.

L'immunité est la capacité de résistance et de défense de l'organisme face aux processus morbides. Elle est présente dès la naissance et aussi bien pendant l'état de santé que de maladie. Mais les forces immunitaires sont d'autant plus fortes et efficaces que le terrain sur lequel elles doivent agir est pur et équilibré. À l'opposé, plus le terrain se sature de déchets et se carence, plus les possibilités de défense diminuent.

Les différents éléments du système immunitaire (moelle osseuse, ganglions lymphatiques, lymphocytes, etc.) baignent en effet eux aussi dans les liquides organiques et leur efficacité dépend de la qualité de ces liquides. La *dégradation du terrain** peut devenir telle, l'intoxication si grande et les carences si profondes, que le système immunitaire perd pratiquement toutes ses possibilités d'action. Le corps est alors laissé sans grande défense face aux agressions.

Bien qu'en médecine naturelle, le terrain soit jugé déterminant, la nocivité des microbes n'est pas minimisée pour autant. Les microbes, les virus et les parasites sont une réalité et représentent un danger potentiel certain pour l'organisme humain. Il serait cependant faux de les considérer comme la cause première des maladies. De très nombreuses maladies ne sont pas dues à une agression microbienne. Par exemple l'infarctus du myocarde, le diabète, l'asthme, les troubles digestifs, nerveux, etc. De plus, le système immunitaire, s'il fonctionne correctement, est capable de défendre le corps contre toutes les agressions microbiennes. Si ce n'était pas le cas, l'être humain aurait déjà disparu depuis longtemps de la surface du globe.

Il existe un subtil équilibre entre les forces défensives de l'organisme et les possibilités d'agression des microbes. Plus les forces immunitaires sont grandes, plus rapidement les microbes sont réduits à l'impuissance ou tués. Ils peuvent pénétrer dans le corps mais sans y occasionner des dégâts. En revanche, plus les défenses organiques sont faibles, plus les microbes peuvent se développer, proliférer, envahir tout l'organisme et mener leur action dévastatrice. La phrase désormais célèbre que Pasteur aurait prononcée sur son lit de mort le résume : *« Le microbe n'est rien, le terrain est tout. »*

La condition pour l'éclosion de toutes les maladies microbiennes ou virales est un terrain dégradé, c'est-à-dire surchargé et/ou carencé. Les microbes se développent uniquement sur un terrain organique déficient, ils sont détruits lorsque ce terrain est ramené à la norme. Dès lors, il apparaît clairement que l'agression microbienne n'est que la cause seconde de la maladie. La cause première, fondamentale, est un terrain dégradé, et par conséquent réceptif aux envahisseurs.

La guérison est obtenue non pas en attaquant la cause seconde, mais en supprimant la cause première, c'est-à-dire en assainissant le terrain.

La thérapeutique et les remèdes

Aider le corps à s'autoguérir

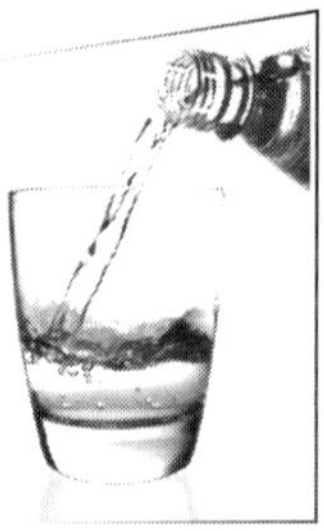

Si tous les troubles locaux résultent de l'état défectueux du terrain, si les agressions microbiennes dépendent aussi de ses faiblesses, le bon sens veut que la thérapeutique agisse avant tout sur lui. À l'*unicité morbide**: l'encrassement du terrain, correspond l'unicité thérapeutique: la correction du terrain, en l'épurant et en comblant ses carences.

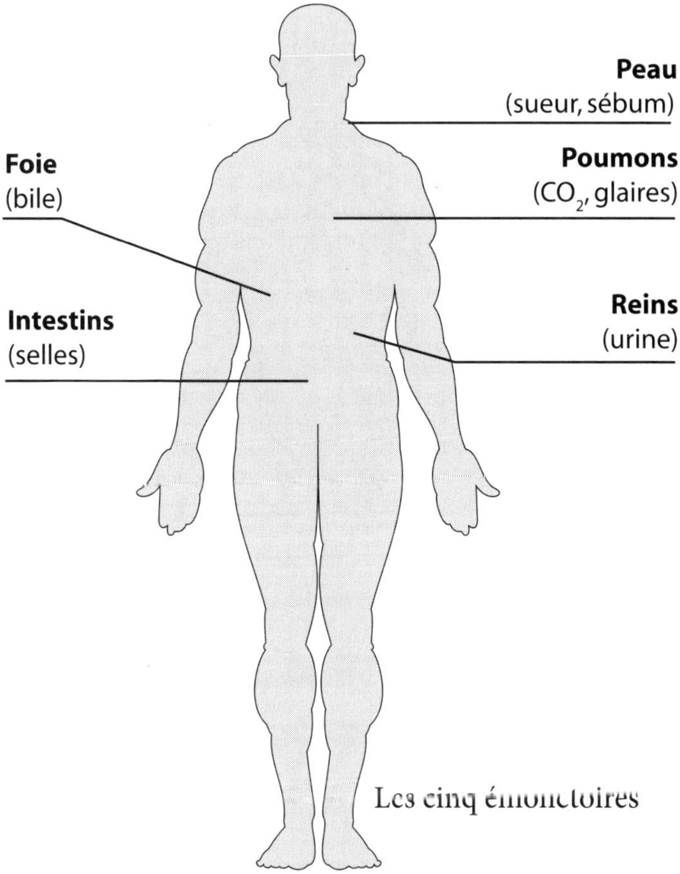

Les cinq émonctoires

Le premier objectif est donc de libérer l'organisme des toxines et des déchets. Dans ce but, il faut « ouvrir » toutes grandes les portes de sortie, c'est-à-dire les organes de filtrage et d'*élimination** : le foie, les intestins, les reins, la peau et les voies respiratoires. Chez tous les malades, ils fonctionnent au ralenti. Les déchets s'y sont accumulés, puis, ne pouvant quitter l'organisme, ils ont été refoulés dans les profondeurs tissulaires.

Les différentes méthodes de *drainage**, qui visent à stimuler les *émonctoires**, vont les débarrasser d'abord eux-mêmes et permettre ainsi à tous les déchets de quitter progressivement l'organisme.

Il faut avoir effectué soi-même une cure de drainage ou y avoir assisté pour savoir vraiment combien de déchets et de poisons peuvent s'accumuler insidieusement dans le corps. Les personnes souffrant d'un transit intestinal trop lent sont toujours très étonnées de la quantité de matière que rejette leur intestin, même après plusieurs jours de *jeûne**. L'odeur forte et nauséabonde de la sueur des grands malades est d'ailleurs un fait bien connu. Dans le même ordre d'idées, la coloration et la concentration des urines lors des crises de désintoxication surprend toujours, tout comme la multiplicité des formes par lesquelles les déchets sont rejetés par la peau (boutons, suppurations, suintements…). Malgré le caractère parfois peu agréable des éliminations, il ne faut ni s'effrayer ni se décourager car mieux vaut avoir tous ces déchets en dehors de soi qu'à l'intérieur!

La naturopathie fait appel à une multitude de moyens ou *draineurs** pour stimuler l'élimination des toxines. Les techniques choisies le sont toujours en fonction du malade. Suivant les cas, on aura recours aux plantes médicinales, aux différents procédés de sudation, aux lavements, à la réflexologie, etc.

Parallèlement à l'ouverture des portes de sortie, il faut également favoriser la « remontée » des toxines depuis les profondeurs. En effet, avec le temps, les déchets qui s'accumulent et se concentrent de plus en plus n'imprègnent plus seulement les liquides organiques, mais s'incrustent dans les tissus cellulaires. Ces déchets sont, bien sûr, beaucoup plus difficiles à éliminer, car il faut d'abord les déloger pour leur permettre ensuite de remonter, puis d'être emportés par les liquides organiques vers les émonctoires. Les techniques utilisées visent toutes à intensifier grandement la circulation des sérums cellulaires, circulation par ailleurs très lente, ou à dégrader les déchets sur place en particules plus fines, afin de faciliter leur transport et leur élimination. Parmi ces techniques, on compte les jeûnes, les *monodiètes**, les bains hyperthermiques, les drainages lymphatiques, certains exercices physiques, etc.

En stimulant les intestins par des plantes *laxatives** ou par des lavements, en favorisant l'élimination de l'urine par des plantes diurétiques, l'expectoration par des huiles essentielles et la sudation par l'hydrothérapie, la naturopathie ne fait rien d'autre que de copier les procédés curatifs mis en œuvre par le corps lui-même. En effet, pour *épurer** l'organisme et le ramener à la santé, la force vitale déclenche elle-même des éliminations abondantes de déchets par le tube digestif (diarrhées, vomissement...), par les reins (urines épaisses, acides...), par les voies respiratoires (catarrhes divers) et par la peau (sudation). Ainsi la médecine naturelle respecte-t-elle cette grande vérité énoncée par Hippocrate : « *La médecine est l'art d'imiter les procédés curatifs de la nature.* »

Le second objectif de la naturopathie est de corriger le terrain en lui amenant ce qui lui manque et dont il a besoin pour retrouver son équilibre. Il s'agit donc de combler les carences. Si les carences en acides aminés essentiels, en minéraux, en vitamines et en oligo-éléments ont des effets dramatiques sur le fonctionnement du corps, c'est pour la raison toute simple que notre organisme ne peut les fabriquer. Il doit les recevoir de l'extérieur.

Un organisme auquel on apporte les substances dont il a été privé depuis longtemps renaît et retrouve ses forces de manière surprenante. Toutes les fonctions organiques qui s'étaient assoupies reprennent leur activité, tous les travaux laissés en suspens peuvent être rattrapés, l'organisme revit. Le terrain est alors beaucoup plus vite épuré et les forces immunitaires retrouvées.

On peut combler les carences soit en mangeant régulièrement des aliments contenant les substances manquantes, soit à l'aide de « revitalisants » comme le pollen, la gelée royale, la levure de bière, les graines germées, les poudres d'algues ou de certains coquillages. La richesse et la concentration de ces compléments alimentaires en vitamines, acides aminés essentiels, oligo-éléments et minéraux permet de soutenir efficacement les forces vitales organiques et de combler plus rapidement les carences.

En médecine allopathique, le *diagnostic** de la maladie est considéré comme le point important à résoudre parce que de lui découlera le choix des médicaments. La thérapeutique s'y présente sous forme d'équation : à telle maladie tel médicament. Tant que le diagnostic n'est pas posé, le traitement ne peut pas commencer. Le malade est alors mis en observation, ce qui, en réalité, correspond à laisser évoluer la dégradation du terrain jusqu'à ce que se manifeste un trouble local qui peut être diagnostiqué.

Alors seulement le traitement peut commencer et l'agent thérapeutique choisi est opposé à la maladie.

Cette conception présente encore un grand inconvénient. Lorsqu'apparaît une maladie nouvelle, inconnue, comme le sida aujourd'hui, le malade est amené à miser tous ses espoirs sur le jour où sa maladie sera pleinement identifiée et un remède élaboré.

La naturopathie ne se laisse pas arrêter par une maladie « nouvelle » et « inconnue ». Ce qui est nouveau, c'est la manière dont se manifeste « en surface » le trouble profond qui est l'encrassement du terrain. Même en l'absence d'un diagnostic dans le sens de la médecine allopathique, le traitement peut commencer. Le malade n'a pas besoin d'être mis en observation, d'attendre pendant que ses troubles empirent, d'espérer la découverte d'un remède. La correction (drainer les déchets et combler les carences) peut débuter sur-le-champ.

En médecine allopathique, le diagnostic porte sur la maladie ; en naturopathie, il porte sur le malade. Il ne s'agit alors pas d'un diagnostic, mais d'un *bilan de santé**. S'intéresser au malade, c'est s'intéresser à son mode de vie, à la force respective de ses organes, à son système de défense, à la nature et aux causes de l'encrassement humoral et à ses carences.

C'est l'homme total dans ses dimensions physique et psychique, organique et spirituelle, et non pas des fragments isolés de son être total, car à des diagnostics fragmentaires ne correspondront que des traitements fragmentaires. La naturopathie s'efforce de réaliser un traitement de fond qui attaque la nature profonde du mal et non pas seulement ses manifestations superficielles.

Arrêtons-nous un instant pour nous demander en quoi peut résider l'efficacité d'un remède. Comment agit-il ? Habituellement, on a l'impression que le remède porte en lui-même toutes les forces curatives nécessaires à la guérison, qu'il est l'unique agent actif. Si l'on place l'efficacité d'un remède dans sa capacité de faire disparaître les symptômes de la maladie, il peut sembler en être ainsi. Mais si l'on considère la maladie comme un état défectueux du terrain, on peut se demander comment un remède, aussi polyvalent soit-il, peut à lui seul stimuler les émonctoires, épurer les tissus, renforcer l'immunité, combler les carences et faire taire les symptômes locaux.

Le remède ne guérit pas la maladie, il aide le malade à se guérir lui-même. Les forces de *guérison** se trouvent dans le corps, ce sont les forces vitales de l'organisme, la nature « médicatrice » des Anciens, la force immunitaire des Modernes. On parlera alors d'autoguérison et non plus de guérison. Un remède est incapable de guérir les maladies d'une personne morte. Il lui manque les forces vitales organiques qu'il pourra stimuler, diriger et soutenir.

La naturopathie n'est cependant pas opposée à l'emploi de remèdes. Elle en utilise d'ailleurs elle-même, mais uniquement comme complément au traitement de fond. Plutôt que de laisser reposer toutes les possibilités de guérison sur le seul remède spécifique, elle agit sur le terrain responsable des troubles locaux. En outre, les remèdes spécifiques qu'elle emploie en cas de besoin pour les troubles locaux sont physiologiques et non pas chimiques, c'est-à-dire qu'ils sont acceptés dans les circuits métaboliques de l'organisme, qu'ils peuvent être facilement utilisés et éliminés par lui. Lorsque ce n'est pas le cas, les remèdes augmentent encore la dégradation du terrain et ont ainsi un effet plus néfaste que bénéfique.

Certes, il peut parfois être nécessaire d'utiliser des remèdes dont l'effet est « pire que le mal », quand leur emploi momentané permet de faire passer des caps difficiles, par exemple lors de débordements microbiens, de fortes douleurs, d'un fléchissement brusque de l'activité d'un organe, etc. *Mais l'usage de ces remèdes d'exception s'est généralisé.* C'est pourquoi, de nos jours, on voit se multiplier les maladies *iatrogènes** qui sont des maladies provoquées par les médicaments eux-mêmes. Expliquer que la maladie iatrogène est moins grave que la maladie initialement combattue n'est pas un argument valable pour justifier leur emploi. Les troubles locaux peuvent paraître moins graves, mais l'état du terrain, lui, s'est à coup sûr encore aggravé avec l'intoxication médicamenteuse, d'où de nouveaux troubles en prévision

Il est toujours déconcertant pour ceux qui prescrivent et aussi pour ceux qui utilisent des médicaments chimiques de voir les procédés employés en médecine naturelle. Comment des tisanes peuvent-elles concurrencer des produits dont les concentrations en principes actifs sont incomparablement supérieures ? Comment des applications d'eau, des diètes ou des massages peuvent-ils prétendre amener des guérisons, là où de puissantes médications restent impuissantes ? Ici, il faut se rappeler que la valeur d'un remède ne repose pas en lui-même, mais dans ses capacités d'aider, de soutenir et de stimuler les forces curatives de l'organisme.

Guérison fictive et guérison véritable

S'attaquer aux causes, pas seulement aux symptômes

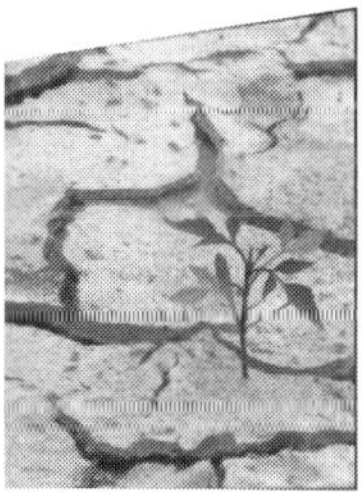

La maladie véritable se situant au niveau du terrain, la guérison véritable ne pourra se situer qu'au niveau de ce même terrain et non pas au niveau des troubles locaux. *La santé n'est pas l'absence de symptômes de surface, elle correspond à un état particulier du terrain dans lequel la composition des liquides*

organiques permet et favorise l'activité normale des cellules. La véritable guérison est une guérison qui ramène le terrain à cet état optimum.

La disparition des troubles locaux ne peut pas être considérée comme une guérison de la maladie si le terrain sur lequel ces troubles sont apparus n'est pas également modifié. Certes, la disparition de troubles locaux douloureux ou handicapants peut être saluée comme une bonne chose, mais cet acquis ne saurait durer si l'on ne s'attaque pas à la racine du mal.

Sans modification de l'état humoral, on assiste aux inévitables *récidives**, souvent considérées à tort comme autant de nouvelles agressions par la médecine classique et auxquelles seront opposés de nouveaux traitements répressifs des symptômes. C'est un véritable combat contre l'hydre à sept têtes. À peine un trouble local a-t-il été réprimé que la force vitale redéclenche une crise curative sur le même point (on parle alors de *rechute**) ou sur un autre point de l'organisme (on parle de *transfert morbide**).

Les tentatives multiples de la force vitale pour épurer l'organisme peuvent avoir lieu simultanément sur plusieurs points. Le malade ignorant et mal conseillé court alors d'un spécialiste à l'autre pour faire soigner ses différents troubles locaux, alors qu'un traitement unique – la correction du terrain – pourrait les faire disparaître tous. Le mal est toujours le même, répétons-le, il ne fait que se manifester différemment suivant la partie du corps où il se trouve.

Les guérisons fictives obtenues localement par des traitements antisymptomatiques se soldent par un continuel refoulement de toxines en profondeur. On contraint ainsi l'organisme à supporter un taux de surcharge de plus en plus élevé. Le malade semble guéri, mais son terrain se dégrade de plus en plus. En réalité, il devient de plus en plus malade.

Une guérison véritable ne peut être obtenue qu'en ramenant le terrain dans les normes, en le purifiant complètement. Cette action en profondeur entraîne automatiquement la disparition des troubles locaux, et ceci d'une manière définitive, si les erreurs qui ont engendré la dégradation du terrain ne sont plus commises.

La maladie locale déclarée et étiquetée n'est que l'aboutissement d'un long processus de dégradation du terrain qui s'est étendu sur des mois ou des années. Il faut donc abandonner l'illusion d'une guérison facile et rapide grâce à l'action miraculeuse d'un remède. *Une guérison ne peut être obtenue que par la mise en place du processus inverse à celui qui a entraîné la dégradation du terrain.* Toutes les toxines qui ont pénétré dans le corps doivent être éliminées, toutes les carences doivent être comblées, tous les tissus endommagés doivent être réparés.

Dans toutes les maladies, mais surtout dans les maladies graves, il faut s'armer de patience et voir à long terme. Il n'y a pas de raccourci possible. Il ne faut pas croire pour autant que les troubles locaux disparaissent seulement lorsque le terrain est nettoyé en profondeur. Au contraire, ils peuvent disparaître assez vite, justement parce qu'ils ne sont que les aboutissements terminaux du trouble profond : en quelque sorte la goutte d'eau qui fait déborder le vase. Mais ce serait une erreur d'interrompre le traitement à ce moment-là.

L'arrêt de la prise de médicaments chimique sitôt après la disparition des symptômes s'inscrit dans la logique de l'approche médicale, qui considère ces symptômes locaux comme la maladie en soi. Cette manière de faire ne peut pas être transposée sur les traitements correcteurs de terrain. Ils ne doivent pas être interrompus avant qu'il ait retrouvé son état optimum.

Le traitement du terrain ne protège toutefois pas contre de nouvelles intoxications ou carences. La modification du mode de vie, adoptée pour obtenir la guérison, doit être maintenue ensuite avec quelques adaptations, sinon les mêmes causes se répétant, les mêmes effets se produiront. Une guérison véritable et durable est à ce prix.

Les différentes étapes de la maladie

Du mal-être aux maladies graves

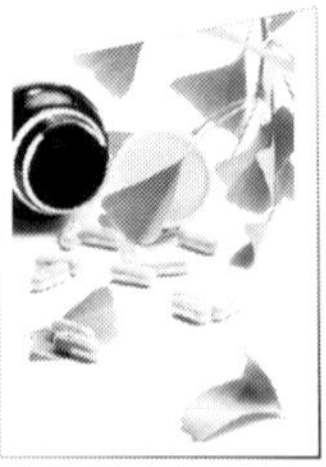

Entre une maladie bénigne et une maladie grave, il n'existe pas de différence de genre, mais de degré. Fondamentalement, toutes les maladies possèdent une nature identique. Mais dans les maladies graves, le degré de détérioration du terrain et l'ampleur des dommages sont beaucoup plus élevés que dans les maladies courantes : les carences sont plus profondes, les surcharges plus abondantes et les perturbations de la vie cellulaire plus importantes. L'état de délabrement du terrain est tel que les fonctions organiques ne sont plus seulement freinées ou gênées, mais déviées ou interrompues. Comment peut-on en arriver à un tel état de désorganisation de la matière vivante ?

Comme nous l'avons vu, les maladies n'apparaissent pas soudainement, mais sont l'aboutissement d'un long processus. Les maladies graves comme le cancer, le sida ou la sclérose en plaques n'atteignent pas brusquement une personne en bonne santé. Elles constituent les manifestations terminales d'un état de santé défectueux qui dure depuis de longues années.

Que des enfants puissent aussi être atteints de maladies graves montre l'immense intérêt d'éviter les guérisons fictives, n'aboutissant qu'à une santé apparente, et la nécessité de rechercher des guérisons garantissant une santé véritable. Elle seule permet la transmission d'*un terrain sain et fort* à notre descendance.

La maladie passe par trois stades différents avant d'arriver à celui des maladies graves et dégénératives.

- **Le premier est le stade des *signaux d'alarme**.** Une personne jusque-là bien portante voit apparaître différentes sortes de petits troubles. Ils l'avertissent qu'elle quitte son état de santé parfaite. Il s'agit par exemple d'un manque d'entrain, d'indispositions passagères, d'une tension nerveuse inhabituelle, de difficultés à récupérer après l'effort, ou encore de boutons, de problèmes de digestion. Le teint peut aussi perdre son éclat, les cheveux devenir ternes… Tous ces signes montrent que le terrain est en train de se dégrader. Le taux de surcharge est encore peu élevé et les troubles peuvent disparaître rapidement si la personne les considère effectivement comme des signaux d'alarme et agit en conséquence, c'est-à-dire analyse son mode de vie dans les jours et semaines ayant précédé l'apparition des troubles et en supprimant les causes productrices des modifications de son terrain.

Son hygiène de vie dépassait-elle ses possibilités organiques suite à des excès alimentaires, à une consommation abusive de toxiques, un surmenage nerveux, un manque de sommeil, une période trop sédentaire ? Le terrain se dégrade chaque fois que le mode de vie dépasse les capacités de travail du corps ou chaque fois que ces capacités organiques sont diminuées pour une raison ou une autre et ne peuvent plus réaliser le travail qui leur est demandé.

Si le malade n'écoute pas les avertissements que lui donne son corps et continue à vivre au-dessus de ses moyens, sans rien corriger, le terrain continue à se dégrader. L'accumulation de déchets et de toxines dans le terrain dure jusqu'à ce que le seuil de tolérance soit atteint et que la force vitale réagisse avec vigueur, en déclenchant des crises de nettoyage salvatrices.

- **Le deuxième stade, celui des *maladies aiguës****, est alors atteint. La possibilité de supporter la montée des toxines est dépassée et toutes les forces vitales de l'organisme sont mobilisées pour rejeter à l'extérieur le trop-plein de déchets. Suivant la localisation ou la forme de ces crises de nettoyage, la médecine allopathique parle de grippe, de rougeole, de bronchite… etc., étiquetant chacune des réactions défensives de l'organisme et les considérant comme des maladies en soi.

  En général, les maladies aiguës sont violentes et spectaculaires. La *fièvre** qui les accompagne révèle l'intense activité que le corps déploie pour se rénover. Cette activité est d'ailleurs étendue à tout l'organisme et tous les émonctoires sont sollicités. La grippe, par exemple, est caractérisée par

des catarrhes des voies respiratoires, des débâcles intestinales, des sueurs profuses et des urines chargées. Les maladies aiguës sont de courte durée car l'intensité des efforts de purification organique est suffisante pour permettre une remise en ordre rapide.
L'erreur à ce stade est de confondre les effets avec la cause. Si l'on prend les réactions défensives comme cause de la maladie et non comme effet de la dégradation du terrain, la thérapeutique ne visera pas à aider l'organisme dans ses efforts d'épuration, mais à les réprimer comme autant de symptômes malvenus et importuns. Le traitement antisymptomatique enrayera les efforts de la force vitale, c'est-à dire du système immunitaire, et refoulera les toxines dans les profondeurs. Il en résultera une augmentation du taux d'intoxication et une diminution des capacités défensives de l'organisme.
Si le malade, satisfait de la disparition des symptômes, reprend son mode de vie antérieur, l'accumulation de déchets reprendra. Chaque nouveau traitement palliatif auquel il aura recours pour réprimer les efforts de *détoxication** de son organisme entraînera l'augmentation des déchets et diminuera les capacités de réaction de la force vitale. On s'étonnera par la suite, au stade des maladies graves, que les forces immunitaires soient pratiquement inexistantes. Et pourtant, on n'aura fait que de les détruire tout au long de la vie du malade.

- **Au troisième stade, les *maladies* cessent d'être aiguës pour devenir *chroniques****. Le taux de surcharge est beaucoup trop important et la force vitale restante insuffisante pour qu'un nettoyage organique puisse être effectué en une fois, comme c'est le cas lors des maladies aiguës. On voit alors bronchites, eczémas ou crises de foie se répéter tous

les quelques mois ou semaines. Les efforts de détoxication doivent être constamment renouvelés car ils n'aboutissent jamais à une épuration suffisante du milieu intérieur.
À ce stade, le corps doit absolument être aidé de l'extérieur, ses propres forces n'arrivant plus à venir à bout de l'encrassement. Cette aide peut être apportée par des cures de drainage, associées à des cures de revitalisation pour combler les carences, ainsi que par l'emploi de remèdes physiologiques spécifiques. De cette manière, le terrain retrouve à nouveau une composition à peu près normale et la santé peut être rétablie.

Hélas, trop souvent, le malade continue à croire qu'à chaque maladie, il faut un remède et qu'à chaque maladie plus grave, il faut des remèdes plus forts. Il continue à effacer des effets sans jamais en supprimer les causes. La résistance du terrain et des forces vitales diminue toujours.

Dans les trois premiers stades de la maladie, la force vitale était encore suffisante pour effectuer, plus ou moins énergiquement, le rejet des déchets vers l'extérieur. Mais arrivé **au quatrième stade, celui des *maladies graves et dégénératives*,** cette possibilité se perd. Les déchets et toxines ne peuvent plus être expulsés correctement hors du corps. L'organisme doit dorénavant essayer de s'accommoder de leur présence massive qui perturbe son fonctionnement. Il doit engager une lutte pour survivre malgré le haut degré d'intoxication.

De nos jours, de plus en plus de gens viennent au monde avec des forces immunitaires si diminuées que, dans l'évolution de leurs troubles, ils ne passent même plus par les trois premiers stades normaux de la maladie. Dès leur naissance, leur corps se surcharge de déchets sans qu'aucune crise de nettoyage et de rénovation ne puisse interrompre la dégradation du terrain.

1re étape	signaux d'alarme
2e étape	maladie aiguë
3e étape	maladie chronique
4e étape	maladie dégénérative

Les différentes étapes de la maladie

- **Au quatrième stade des maladies**, les forces vitales restantes cherchent encore des solutions pour sauver le malade, mais ces solutions doivent prendre place dans le cadre restreint du milieu intérieur et elles sont de plus en plus difficiles à réaliser. En effet, où la force vitale peut-elle encore diriger les nouvelles vagues de déchets et de toxines qui ne cessent d'envahir les tissus ? Comment peut-elle encore en protéger les cellules ?
  Les cellules, qui devraient baigner dans des liquides nourriciers vivifiants et purs, étouffent dans des liquides saturés de déchets et de substances toxiques, de plus carencés en substances nutritives indispensables. Elles sont contraintes de vivre dans une sorte de marécage empoisonné.
  Tous les dérèglements sont alors possibles. La vie cellulaire dévie progressivement de la normale et la matière vivante se désorganise de plus en plus, ce qui se manifeste par la destruction de certains tissus ou organes (sclérose, lésions irréversibles, déformations), par l'apparition de comportements aberrants de la part des cellules qui ne sont plus soumises à la direction intelligente de la force vitale (cancer), ou par l'incapacité pour le corps de se défendre comme un tout organisé face aux agressions microbiennes et virales (sida, déficiences immunitaires diverses).

À ce stade, moins qu'à tout autre, on ne peut espérer d'un remède ou d'une intervention arbitraire qu'ils remettent de l'ordre dans le chaos organique. La solution logique consiste à modifier le plus possible le terrain en direction de la santé et en attendant d'y être arrivé, de soutenir le malade avec des remèdes spécifiques.

Les difficultés rencontrées par les chercheurs pour mettre au point des remèdes efficaces contre les maladies du quatrième stade proviennent du fait qu'elles ne peuvent être guéries en prenant des raccourcis. Il faut nécessairement rebrousser chemin pendant qu'il en est encore temps, en supprimant et en corrigeant toutes les erreurs commises jusqu'à ce jour, c'est-à-dire en agissant en profondeur sur le terrain.

C'est le seul moyen sûr d'obtenir une rémission ou une guérison véritable, comme l'ont déjà abondamment prouvé ceux qui ont suivi cette voie.

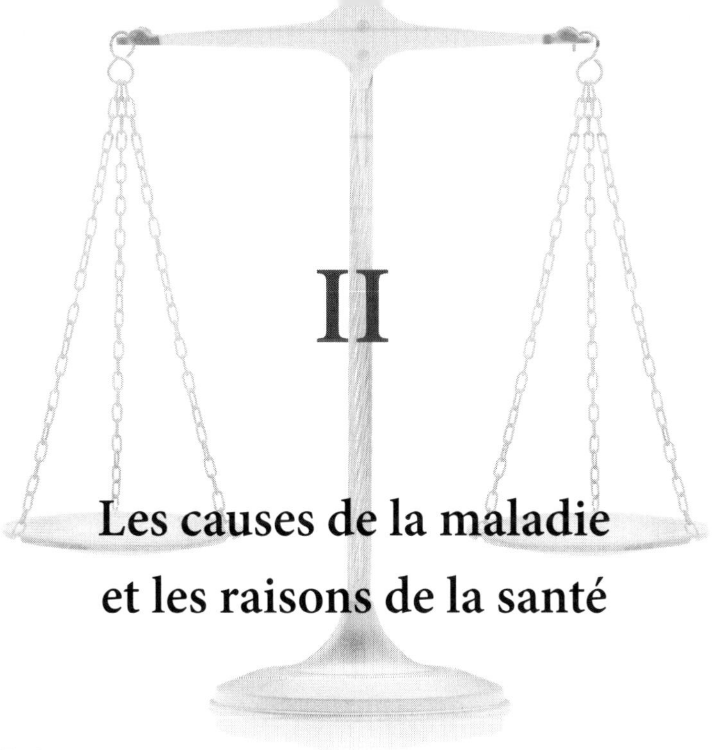

II

Les causes de la maladie et les raisons de la santé

Notre santé étant conditionnée par l'état de notre terrain, tout ce qui est susceptible de dégrader celui-ci la menace inévitablement.

Plus les causes de dégradation sont importantes et nombreuses, plus le terrain se détériore et plus nous risquons de tomber gravement malades. Nous avons donc tout intérêt à connaître ces causes afin de les éviter.

Elles ne doivent pas être recherchées dans des situations exceptionnelles (empoisonnements ou intoxications accidentels, par exemple), mais dans les habitudes de notre vie quotidienne.

En effet, notre terrain est formé à partir de ce que nous absorbons comme nourriture solide, liquide ou gazeuse (l'air que nous respirons), ainsi que par tout ce qui peut pénétrer dans le corps en même temps que ces aliments (additifs alimentaire, médicaments, fumée de tabac, etc.). Toutes les influences auxquelles nous soumettons notre organisme s'inscrivent dans le terrain. La simple logique nous invite donc à analyser notre mode de vie.

Son influence sur l'état de santé ne paraît pas toujours évidente, car les erreurs que nous commettons ne se manifestent pas directement de manière très nette. Elles entraînent d'abord des modifications qui, en prenant de l'ampleur, finissent – des mois ou des années après – par devenir visibles en surface, sous forme de troubles locaux.

Voyons comment ces erreurs dégradent notre terrain et nous rendent malades.

La suralimentation globale

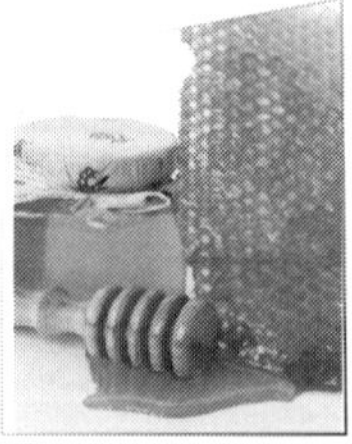

En général, le premier et principal méfait imputé à la suralimentation est de conduire à l'obésité. Mais manger plus que nécessaire a de multiples autres effets négatifs.

L'épuisement organique

La digestion représente un travail très important pour l'organisme. Il doit opérer toute une série de transformations sur les aliments afin de pouvoir les absorber et utiliser les précieux *nutriments** qu'ils lui offrent.

Les forces dépensées pour la digestion augmentent avec la quantité d'aliments consommés. La suralimentation conduit inévitablement à une fatigue générale de l'organisme. Le surmenage atteint d'abord les glandes digestives, puis le cœur et le système circulatoire qui devra charrier ces substances en excès, et enfin les organes éliminateurs, dépassés par la quantité de déchets à éliminer.

Les fermentations et putréfactions intestinales

Les capacités digestives d'un organisme ne sont pas illimitées. Lorsque la quantité d'aliments consommés est trop importante ou quand trop d'aliments différents sont consommés en même temps, les étapes de la digestion se font mal. Les aliments insuffisamment transformés fermentent et putréfient.

Les fermentations et les putréfactions intestinales sont productrices d'une masse de substances toxiques : acide pyruvique, scatol, indol, phénol, ptomaïnes, etc. Si ces substances pouvaient être rapidement éliminées hors de l'organisme, elles n'occasionneraient guère de dégâts. Mais, à cause de la fatigue des organes digestifs et éliminatoires, ce n'est justement pas le cas. Aussi le corps s'auto-intoxique-t-il avec ces poisons.

*L'auto-intoxication**

Suivant le degré de défaillance des intestins, la vitesse du transit intestinal peut être tellement ralentie que les matières fécales y restent plusieurs jours ou semaines. Les muqueuses intestinales sont agressées et irritées par les poisons avec lesquels elles sont en contact. Elles finissent par présenter des lésions et deviennent poreuses. Dès lors, au lieu de ne laisser passer dans le courant sanguin que les substances nutritives utiles, elles laissent également passer les molécules plus grosses des poisons à travers les mailles détruites de leurs parois.

En conduisant aux lésions des muqueuses intestinales, la suralimentation ouvre toute grande la porte aux poisons et aux déchets intestinaux. Tant que le foie arrive à les neutraliser, le corps n'en souffre pas trop. Mais lorsque la fonction antitoxique du foie est dépassée par la masse de déchets qui se présente quotidiennement, le foie ne peut plus en préserver l'organisme qui va, peu à peu, être envahi. Le malade s'auto-intoxique alors avec ses propres déchets.

L'accumulation de surcharges

Même si la digestion s'effectuait parfaitement bien, la suralimentation causerait tout de même une dégradation du terrain. En effet, si l'on parle de suralimentation, c'est que le corps reçoit plus de nourriture qu'il n'en a besoin. Que doit-il faire avec les substances nutritives excédentaires ?

Il peut en mettre une partie en réserve, les stocker en prévision des besoins futurs, comme il le fait avec les graisses ou le glucose. Mais ses possibilités de stockage ne sont pas illimitées non plus. Lorsqu'elle se trouve en excès dans le corps, même une substance utile devient néfaste. Que l'on pense, par exemple, aux diabétiques qui souffrent de multiples maux à cause d'un empoisonnement par le sucre. L'accumulation exagérée de graisses dans les tissus des personnes obèses finit également par présenter de sérieux inconvénients : ralentissement de la circulation et d'échanges cellulaires, fatigue inutile des organes et du cœur, encrassement et congestion des organes.

Au lieu de stocker les substances excédentaires, le corps peut aussi tenter de les éliminer. Il doit alors d'abord les dégrader pour pouvoir les rejeter par les émonctoires. Mais ces dégradations, censées de libérer l'organisme de surcharges indésirables, ne s'effectuent souvent pas correctement, à cause du ralentissement général des fonctions organiques. La dégradation du glucose, par exemple, n'aboutit pas à la production normale d'eau et de gaz carbonique facilement éliminables, mais s'arrêtera à un stade intermédiaire producteur de nombreux acides toxiques (acides pyruviques, succinique, fumarique, etc.).

Même si la dégradation des substances excédentaires se déroulait normalement, elle serait tout de même productrice de toxines. Par exemple, la décomposition des protéines aboutit inévitablement à la production de poisons comme l'urée et l'acide urique.

La suralimentation ne conduit donc pas nécessairement à la prise de poids. Elle peut aussi, sans augmentation pondérale, conduire par encrassement à d'importantes modifications de la composition des liquides organiques.

L'insuffisance éliminatoire

L'utilisation par l'organisme de substances alimentaires est toujours productrice de déchets et de toxines. Il s'agit d'un phénomène normal et prévu, le rôle des émonctoires (foie, intestins, reins, peau et poumons) étant justement d'éliminer ces déchets. Bien entendu, plus la quantité d'aliments est importante, plus grande sera la production de déchets.

Lorsqu'elle dépasse les capacités d'élimination des émonctoires, les toxines encrassent les « filtres » et congestionnent les organes. Les éliminations ne pouvant plus se faire correctement, les déchets s'accumulent dans les tissus.

Comment se suralimente-t-on ?

Concrètement, on se suralimente de deux manières différentes qui peuvent d'ailleurs se cumuler :

- soit l'on mange trop souvent,
- soit l'on mange trop à la fois.

En plus de leurs repas principaux, certaines personnes consomment, lors des pauses de 10 heures et 16 heures, des aliments qui sont censés être des « en-cas », mais qui sont souvent aussi riches que les repas. De telles personnes font ainsi non pas trois repas par jour, mais cinq ou plus ! Ces biscuits, pâtisseries, sandwiches, chocolat ou autres sucreries qui constituent ces « en-cas » représentent une partie importante de l'apport alimentaire quotidien.

Dans la seconde manière de se suralimenter, ce n'est pas nécessairement le volume des aliments qui est trop important, mais plutôt leur concentration en substances nutritives. Ils sont trop riches, trop caloriques.

Au lieu de consommer environ 70 % d'aliments « légers » (salades, crudités, légumes cuits, fruits) et 30 % d'aliments « concentrés » (viande, fromage, œufs, céréales, corps gras), les proportions sont inversées. L'essentiel du repas est composé par la viande, les sauces grasses et les farineux tandis que l'apport de légumes et de fruits est extrêmement discret. On a même parfois l'impression qu'ils ne jouent qu'un rôle décoratif.

La suralimentation sévit dans toutes les couches de la population. Bien que les besoins réels d'un adulte se situent aux environs de 2 400 calories par jour, les apports réels sont beaucoup plus élevés : en moyenne environ 3 380 calories en Suisse, 3 633 calories en France et 3 651 calories en Belgique.

La suralimentation spécifique

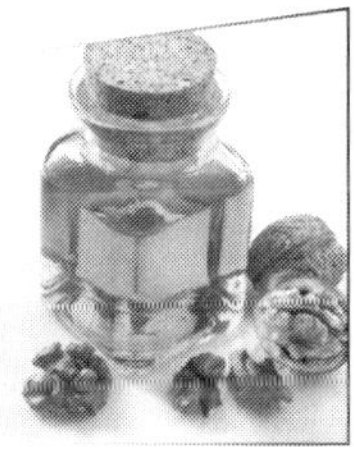

Dans la suralimentation globale, le sujet mange de tout en trop grande quantité. Dans la suralimentation spécifique, un seul genre d'aliment est consommé en quantités supérieures à ce que le corps peut digérer et utiliser correctement.

Tous les inconvénients énumérés à propos de la suralimentation globale se retrouvent ici, mais s'y rajoutent des inconvénients propres aux aliments consommés en excès. De nos jours, il y a principalement trois aliments incriminés : le sucre, la viande et les corps gras.

La suralimentation en sucre

La digestion des aliments riches en glucides comme les fruits, les céréales, le pain, les pommes de terre, le sucre raffiné, les sucreries, la confiture, etc. fournit du glucose qui est le carburant avec lequel fonctionne l'organisme.

Pour être transformé en énergie, le glucose passe par deux phases métaboliques : une phase anaérobie (en l'absence d'oxygène) et une phase aérobie (en présence d'oxygène). Dans la phase anaérobie, sous l'action de différents enzymes, le glucose est transformé successivement en acide citrique, alphacétoglutarique, pyruvique, succinique, fumarique, malique, oxalo-acétique, et finalement en acide lactique. Ces différents acides sont appelés les métabolites intermédiaires toxiques (M.I.T.).

Dans la phase aérobie qui fait suite, les M.I.T. sont oxydés et libèrent ainsi l'énergie nécessaire au corps. Les résidus de cette dernière transformation sont l'eau et du gaz carbonique, tous deux facilement éliminables.

Mais lorsqu'il y a suralimentation en glucides, le corps reçoit plus de glucose qu'il ne peut en transformer. Au lieu d'aboutir à la production d'énergie, la dégradation du glucose s'interrompt à l'un des stades de la phase anaérobie. Que ce soit au stade acide pyruvique ou malique, les métabolites intermédiaires sont des résidus, qui plus est des résidus toxiques, avec lesquels l'organisme va s'empoisonner.

La présence de ces M.I.T. détériore le terrain de multiples manières. Le sang et la lymphe perdent leur fluidité, ralentissant ainsi la circulation et les échanges, congestionnant les organes. Les muqueuses des organes et les parois des cellules sont agressées et blessées, ce qui les rend plus vulnérables. Un certain nombre de réactions biochimiques ne peuvent se faire à cause du changement de *pH** du milieu intérieur. Le terrain s'acidifie de plus en plus et le corps s'épuise en cédant ses bases minérales de réserve pour neutraliser l'excédent d'acidité[1]. Plus la quantité de glucides consommés est importante ou plus le corps est carencé en vitamines et oligo-éléments nécessaires à l'activation des enzymes impliqués dans la dégradation du glucose, et plus la transformation du glucose risque de s'interrompre au stade anaérobie, producteur de M.I.T.

Par conséquent, le glucose des aliments riches en vitamines et oligo-éléments, comme les fruits et les céréales complètes,

---

[1] Voir, du même auteur, *L'équilibre acido-basique,* Éd. Jouvence, 1991.

se métabolise bien mieux que le glucose provenant des aliments qui en sont pauvres: les aliments raffinés. Les sucres raffinés, qu'ils soient blancs ou bruns, les céréales raffinées (riz blanc, pâtes blanches, farine blanche) sont grand producteurs de M.I.T. Or, la consommation d'aliments faits avec de la farine blanche ou contenant du sucre raffiné augmente de manière inquiétante. L'emploi du pain blanc s'est généralisé et la consommation annuelle de sucre raffiné par habitant est passée de 5 kg en 1900 à plus de 35 kg en Suisse et 27 kg en France en l'an 2000.

La suralimentation en glucides est donc néfaste, surtout celle des aliments contenant du sucre raffiné: bonbons, chocolat, pâtisseries, biscuits, confitures, limonades industrielles (100 g de sucre pour 1 litre), yogourts (16 g de sucre pour 100 g)... sans oublier le sucre ajouté dans le café, le thé et les tisanes.

La suralimentation en protéines

Les aliments riches en protéines comme la viande, le poisson, le fromage, les œufs, les céréales, les légumineuses, fournissent à l'organisme les acides aminés qui lui sont indispensables pour croître et remplacer les cellules usées. Or, les besoins quotidiens en protéines sont strictement définis et peu élevés. Toutes les protéines apportées en excédent doivent nécessairement être dégradées et éliminées parce que les capacités de l'organisme à mettre des acides aminés en réserve sont pratiquement nulles. La dégradation des protéines donne naissance à trois genres de déchets très toxiques: l'acide urique, l'ammoniaque et les acides cétoniques. Si le corps est capable de dégrader l'ammoniaque et les acides cétoniques en substances moins toxiques, comme l'urée par exemple qu'il élimine par les reins et les glandes sudoripares, il est en revanche incapable de neutraliser l'acide urique.

Lorsque les aliments protéiques sont consommés en quantités trop importantes, le corps est rapidement dépassé dans ses capacités de neutralisation et d'élimination. Il en résulte une intoxication ammoniacale et une accumulation d'acide urique dans les tissus.

La suralimentation en protéines est la plus grave de toutes les suralimentations spécifiques car les déchets protéiques sont les plus toxiques dont les aliments peuvent charger l'organisme.

Lorsque les protéines sont apportées par des produits animaux, les déchets ne proviennent pas seulement de leurs protéines. En effet, les tissus animaux contiennent également tous les déchets du métabolisme de l'animal lui-même, c'est-à-dire son acide urique, son ammoniaque, etc.

Au début du XXe siècle, en France, la consommation annuelle de viande par habitant était de 40 kg environ. Un siècle plus tard, elle est de 89,4 kg, soit une consommation quotidienne d'au moins 240 g de viande. Et il faut encore ajouter à ces chiffres toutes les protéines consommées avec les aliments, comme les produits laitiers, les œufs, les légumineuses et les céréales.

De nos jours, on a tendance à considérer qu'un repas sans viande n'est pas un repas. En outre, beaucoup de gens ne se rendent pas compte que le salami ou les saucisses du souper représentent aussi un apport de viande, comme d'ailleurs les sandwiches au jambon ou le pâté pris comme en-cas. La consommation excessive de protéines peut aussi provenir d'un abus de fromage, d'œufs ou de légumineuses.

La suralimentation en corps gras

Les corps gras jouent un rôle en partie constructeur et en partie énergétique dans notre organisme. On en trouve dans les oléagineux (entre 35 et 60 %), les œufs (11,5 %), la viande (jusqu'à 30 % de graisse), la crème (30 %), le beurre (81 %).

Les recherches modernes ont mis en évidence deux genres de substances grasses : les acides gras saturés et les acides gras insaturés. Les acides gras insaturés sont des substances vitales pour l'organisme et il peut les métaboliser facilement, alors que les acides gras saturés sont d'un emploi difficile.

Ce sont eux avant tout qui s'accumulent dans les réserves graisseuses (obésité, cellulite…) et qui recouvrent les parois des vaisseaux sanguins (maladies cardio-vasculaires). Une fois installés dans les tissus, ils sont difficiles à mobiliser, à dégrader et à éliminer.

Tous les aliments contenant des substances grasses sont composés aussi bien d'acides gras saturés que d'acides gras insaturés, mais leur proportion varie d'un aliment à un autre. Les aliments les plus riches en acides gras saturés sont d'origine animale, mais aussi les graisses de palme et de coco qu'on utilise pour faire la margarine. Il faut cependant distinguer ces dernières des margarines végétales riches en acides gras insaturés et non hydrogénées, qui sont produites en barattant des huiles première pression à froid de qualité pour les rendre solides.

Les acides gras insaturés, en général d'origine végétale, ont, sous leur forme naturelle, une action bénéfique en apportant des vitamines au corps humain (vitamines F). De nos jours, on les nomme oméga 3 et 6.

Lorsqu'ils sont soumis à de trop hautes températures, ils sont dénaturés. C'est le cas pour les huiles végétales raffinées ou les huiles de première pression à froid utilisées pour cuire.

Notons également que les glucides en excès sont stockés dans le corps sous forme d'acides gras saturés.

La suralimentation en corps gras va souvent de pair avec l'excès de viande, puisque d'une part, les viandes sont elles-mêmes riches en graisses (bœuf 20 %, veau 11 %, jambon 30 %, salami 35 à 49,7 %) et que d'autre part, elles sont généralement cuites avec des corps gras et servies avec des sauces également riches en graisses.

Les abus de corps gras peuvent aussi provenir d'une consommation excessive de produits laitiers, surtout de beurre : beurre sur le pain, sur les légumes, dans les sauces, cuisine au beurre, etc.

La nocivité des corps gras est encore augmentée lorsqu'ils sont surchauffés. En effet, la carbonisation des huiles ou des graisses lors de la cuisson (friture, barbecue…) donne naissance à des substances spécialement toxiques et cancérigènes.

Les excitants

En plus des aliments proprement dits, nous consommons régulièrement des produits que nous considérons à tort comme des aliments. Ce sont des excitants comme le café, le thé, le cacao, le cola et l'alcool. Le tabac est aussi un excitant usuel, mais non alimentaire.

Les excitants n'apportent pratiquement aucune substance nutritive à l'organisme. Pourtant, s'ils sont si largement consommés, c'est qu'ils donnent l'impression d'apporter de l'énergie.

Du fait de nos habitudes de vie antinaturelles (stress, manque de sommeil…), nous sommes toujours fatigués et nous recherchons par conséquent continuellement à nous stimuler à l'aide d'excitants. En vérité, *l'énergie ressentie lors de la prise d'un excitant n'est pas apportée par l'excitant lui-même, mais extraite des réserves de notre corps.* En effet, les excitants contiennent tous de nombreuses substances toxiques. Afin de préserver l'organisme, la force vitale déclenche une réaction défensive en accélérant tous les métabolismes pour neutraliser, dégrader et éliminer ces poisons.

Cette accélération du métabolisme est ressentie comme un apport de force alors qu'en réalité, le corps s'épuise à réagir contre les empoisonnements répétés. Un véritable cercle vicieux s'installe : plus le corps est stimulé par les excitants, plus il se fatigue et plus il se fatigue, plus il faut le stimuler.

Lors de n'importe quel effort, il y a usure des tissus et production de déchets par la dégradation du carburant utilisé par les cellules. En s'accumulant dans les tissus, les toxines de la fatigue peuvent surcharger dangereusement le terrain, surtout si l'effort se prolonge exagérément. La fatigue est le signal qui nous est donné pour que nous interrompions nos efforts afin de permettre l'élimination de ces déchets.

Si ce temps d'épuration que représente le repos n'est pas respecté et si, grâce à des excitants, de nouvelles forces sont extraites des réserves, rendant possible la poursuite des efforts, de nouvelles toxines sont produites. Elles vont se rajouter à celles précédemment accumulées et qui étaient la cause de la prise de l'excitant. Lorsque le repos nécessaire n'est pas accordé à l'organisme, il s'intoxique de plus en plus avec ses propres déchets.

À cette intoxication endogène par les toxines de la fatigue s'ajoute l'intoxication par les poisons contenus dans les excitants eux-mêmes.

Le café, le thé, le cacao, le cola

Les boissons faites à partir de café, de thé, de cacao ou de cola contiennent en proportions variables un ou plusieurs des trois alcaloïdes suivants: la caféine, la théophylline et la théobromine. Ces trois substances sont solubles dans l'eau et dans les graisses. Par conséquent, elles peuvent pénétrer dans n'importe quel tissu: la membrane protectrice de la cellule, de nature graisseuse, ne peut pas fonctionner comme filtre face à elles. L'intoxication par ces trois alcaloïdes est donc susceptible de gagner les profondeurs des tissus les mieux protégés, comme ceux des nerfs et du cerveau.

Les méfaits de ces boissons ne s'arrêtent pas là. Il se fait aussi un apport non négligeable de goudrons et d'acide oxalique. De plus, la quantité de purine – substance qui, une fois dégradée, donne l'acide urique – contenue dans ces boissons est très élevée. Avec 1 g de thé sec (dose pour une tasse), on apporte à l'organisme autant d'acide urique qu'en buvant 6 litres de lait (30 verres de lait à 2 dl).

Les boissons alcooliques

Les méfaits de l'alcool sont connus de tous, mais trop habitués à en entendre parler, nous n'y prêtons plus suffisamment attention. « Un peu d'alcool ne peut pas faire de mal », a-t-on tendance à dire, ce qui en soi est juste. Cependant, la consommation quotidienne de 3 dl de vin à 12 degrés équivaut à un apport de 15 litres d'alcool pur dans l'année, la consommation d'un litre de vin à 10 degrés correspond à l'ingestion de 100 g d'alcool pur. L'alcool n'est pas un aliment, mais un poison qui épuise le foie et irrite et sclérose les tissus.

Le tabac

Bien qu'il soit souvent répété que la nicotine, l'oxyde de carbone, le cadmium, le 3-4 benzopyrène, etc., inhalés avec chaque cigarette par le fumeur – ou ceux qui l'entourent – sont des toxiques violents, les avertissements concernant l'intoxication tabagique ne sont pas pris au sérieux. En effet, on peut voir autour de soi un grand nombre de gens qui semble survivre à cet empoisonnement, malgré la prise de doses de tabac supérieures à celles qui seraient mortelles.

Il est donc nécessaire de préciser que les doses couramment citées sont celles qui sont mortelles lorsqu'elles se trouvent *dans le sang*. Mais grâce aux efforts incessants de la force vitale, les poisons du tabac – comme d'ailleurs tous les produits toxiques, quels qu'ils soient – sont rapidement extraits du sang pour être éliminés par les émonctoires, si ceux-ci fonctionnent correctement, soit refoulés dans les profondeurs tissulaires. Face à une intoxication quotidienne, les émonctoires sont, bien sûr, vite dépassés et les poisons sont déposés hors du sang, dans les tissus, sauvant ainsi l'intoxiqué en gardant son sang dans des normes compatibles avec la vie.

Si le fumeur est sauvé provisoirement d'une mort rapide, il est néanmoins soumis à un lent empoisonnement générateur, tout au long de son existence, de multiples troubles qui le conduiront finalement à une mort lente par dégradation profonde du terrain.

Les poisons chimiques

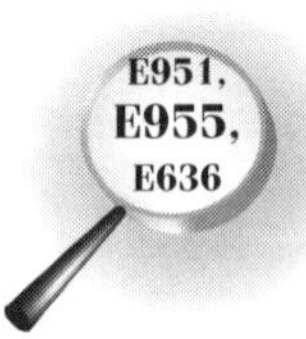

Depuis quelques dizaines d'années, l'être humain consomme et s'empoisonne avec des quantités énormes de substances chimiques rajoutées à ses aliments. Il s'agit d'une cause importante d'encrassement humoral.

Les différentes sources de ces substances chimiques sont les suivantes.

Les additifs alimentaires

Ils visent à améliorer la conservation et la présentation des denrées alimentaires. Ce sont les agents conservateurs, les stabilisateurs, les antioxydants, les colorant, les exhausteurs de saveur, etc. Certains sont parfaitement anodins comme par exemple le jus de betterave utilisé pour colorer en rouge les yogourts aux fruits, mais d'autres sont reconnus comme poisons violents. Il existe plusieurs milliers de substances utilisées comme additifs. Bien que chacune d'elles ne se trouve qu'en petite quantité dans les différents aliments, il a été calculé qu'elles représentent néanmoins une consommation annuelle de plusieurs kilos d'additifs par personne !

Les produits de traitement des végétaux

Les substances fournies aux plantes, comme les engrais ainsi que toutes celles utilisées pour les protéger (insecticides, fongicides, pesticides, herbicides... jusqu'à 20 ou 30 traitements avant la récolte) imprègnent en partie les tissus des légumes, des fruits et des céréales et pénètrent dans notre organisme en même temps que les aliments.

Les produits de traitement des animaux

Tous les médicaments donnés aux animaux pour des raisons médicales (antibiotiques, vaccins...) ou pour les engraisser (hormones, aliments spéciaux...) imprègnent plus ou moins profondément leur chair ou leurs sous-produits (œufs, lait, produits laitiers...) et sont finalement avalés et fixés dans les tissus du consommateur. Depuis peu, il faut encore ajouter le danger des OGM contenus dans la nourriture donnée aux animaux d'élevage.

Les produits de la pollution

Ils contaminent l'air, l'eau, les sols et proviennent des fumées d'usines, des gaz d'échappement des voitures, de la fumée des chauffages, des eaux usées ménagères ou industrielles…

Les médicaments

La majorité des médicaments produits par l'industrie pharmaceutique sont des substances de synthèse ou des substances chimiques dangereuses. On peut aisément s'en convaincre en lisant les notices qui accompagnent ces remèdes et qui mentionnent de nombreuses contre-indications et de nombreux effets secondaires. Leur caractère dangereux est aussi démontré par le fait qu'ils sont souvent brusquement retirés du marché quand leur emploi a révélé des effets nocifs inattendus. N'oublions pas non plus les nombreuses maladies iatrogènes évoquées précédemment.

Les produits ménagers

Certaines substances contenues dans les produits de lessive et de nettoyage, les shampooings, les colorants pour cheveux, etc. sont toxiques. Certes, leur toxicité peut ne pas être très élevée, mais leur emploi régulier est dangereux.

L'emploi de toutes ces différentes substances chimiques est contrôlé par des organismes officiels qui statuent sur le taux admissible pour chacune d'elles. Contre toute attente, les produits toxiques ou cancérigènes ne sont pas forcément exclus, mais les quantités utilisées sont réglementées afin que seules de très petites doses soient utilisées. Ces dernières se situent bien au-dessous des doses mortelles, et même en s'additionnant dans le temps, ne devraient pas dépasser les quantités compatibles avec la vie.

On pourrait se rassurer en se disant que les experts doivent savoir si l'organisme supporte ou non ces substances et à quel dosage. Mais de multiples faits et expériences prouvent qu'ils ne le savent pas et que le corps humain supporte très mal cet empoisonnement chimique officiellement autorisé.

L'utilisation à large échelle des additifs et des médicaments chimiques, qui remonte à quelques dizaines d'années seulement, ne nous donne pas assez de recul pour voir les effets à long terme de leur utilisation. Les répercussions d'une intoxication ne sont pas toujours visibles immédiatement : le cancer causé par le tabac ne se déclare parfois qu'après trente ou quarante ans de consommation.

De plus, différentes expériences semblent montrer que l'apparition de cellules cancéreuses est d'autant plus rapide que la dose journalière d'une substance cancérigène était grande – ce à quoi on pouvait s'attendre – mais également que la dose totale nécessaire pour faire apparaître la tumeur était pratiquement constante. En d'autres termes, que les prises de substances cancérigènes soient rapprochées ou très espacées, ce n'est pas la quantité contenue dans le corps à un moment donné qui compte, mais la quantité totale qui a transité par l'organisme. Les effets de chaque dose ingérée s'ajoutent donc sans aucune perte tout au long de la vie. L'effet des petites doses prises sur de longues périodes est tout aussi désastreux lorsque la dose critique est atteinte que lorsqu'elle est prise en une fois.

Autre point préoccupant: si déjà on connaît mal l'effet de chacun des additifs considérés isolément, on ignore encore plus ce qui peut se passer lorsque différentes substances se combinent entre elles à l'intérieur de nos tissus, donnant ainsi naissance à de nouveaux composés totalement inconnus et peut-être très toxiques. On ignore également, ce que l'action de différentes substances agissant isolément pourrait avoir comme effet nocif en s'additionnant.

La multiplication des maladies nouvelles et graves de nos jours est en relation directe avec cet empoisonnement chimique discret et insidieux dont l'homme est le seul responsable.

Les mauvaises éliminations

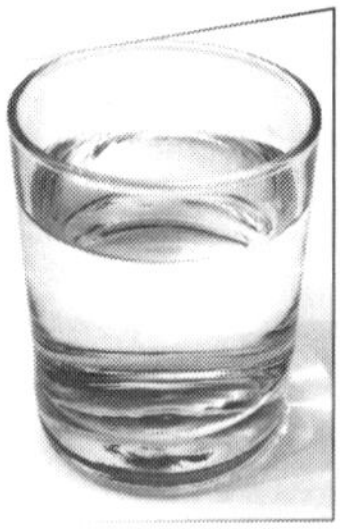

Notre corps est doté de cinq organes chargés de filtrer hors du sang tous les déchets et résidus des métabolismes afin de les rejeter vers l'extérieur. Ces cinq organes éliminateurs, appelés aussi émonctoires, sont: le foie, les intestins, les reins, la peau et les voies respiratoires.

Lorsqu'ils fonctionnent correctement, ils sont capables d'éliminer tous les déchets qu'amène un mode de vie normal. Même lorsque des erreurs sont commises, la pureté du terrain peut encore être sauvegardée un certain temps parce que la force vitale intensifie le travail de filtration et d'élimination des émonctoires. Mais cette augmentation du travail ne peut pas se prolonger indéfiniment.

Tôt ou tard, les émonctoires s'épuisent et ralentissent leur activité. Si le surmenage continue, ils finissent par être lésés et sont alors incapables d'avoir une activité fonctionnelle normale. Une correction rapide de toutes les erreurs entraînant un apport exagéré de toxines doit donc être entreprise.

Quelques chiffres permettront de se rendre compte de la vitesse avec laquelle un organisme peut se saturer de déchets. Les reins éliminent normalement entre 25 et 30 g d'urée en 24 heures. S'ils n'en éliminent que 20 g, cela représente une rétention d'urée de 5 g par jour, soit 150 g par mois! Si, au lieu d'éliminer 12 g de sel (NaCl) en 24 heures, les reins n'en éliminent que 10 g, cela représente une rétention de 60 g de sel en un mois.

Bien sûr, ces chiffres ne traduisent pas exactement la réalité, car les déchets qu'un émonctoire n'arrive pas à éliminer peuvent être éliminés par un autre… pour autant que ce dernier ne soit pas lui aussi dépassé dans son travail. Mais ces chiffres peuvent nous rendre plus conscients de la quantité de déchets qui s'accumule et détériore le terrain si nous ne prenons pas garde à nos éliminations.

Quels sont donc les critères de bon fonctionnement de nos cinq émonctoires?

Le foie

Le foie filtre les déchets hors du sang et les rejette avec la bile qui a une fonction excrétoire, en plus de sa fonction digestive puisqu'elle permet l'émulsification des corps gras, étape importante dans le processus de la digestion.

L'insuffisance biliaire se manifeste par une difficulté à digérer de manière générale, par des douleurs abdominales, des nausées, des fermentations, des ballonnements, une langue chargée, une mauvaise haleine, des maux de tête après les repas, le dégoût et l'impossibilité de digérer les aliments gras comme les œufs, les fritures, les sauces grasses, les pâtisseries.

La consistance et la couleur des selles sont aussi révélatrices. En l'absence de bile, le sujet est généralement constipé, il a des selles dures, sèches, en « crottes de chèvres ». La couleur jaune brun des selles est due à la présence de pigments biliaires. La peau et les yeux peuvent devenir jaunes lorsque la bile n'est pas bien éliminée et que, stagnant au niveau du foie, les pigments passent dans le sang.

Citons également quelques autres symptômes révélateurs : la peau grasse, la propension à avoir des boutons, la tendance aux catarrhes des voies respiratoires.

Même si nous ne souffrons pas encore des troubles mentionnés, il est néanmoins possible que notre foie soit en passe de devenir déficient car tout notre mode de vie antinaturel ne cesse d'y contribuer (suralimentation globale ou spécifique, empoisonnement chimique, vaccins…).

Les intestins

Lorsque les intestins fonctionnent correctement, ils se vident une à deux fois par jour – pas nécessairement à heure fixe – les selles sont bien moulées, viennent facilement et n'ont pas une odeur très forte. Après s'être présenté à la selle, on devrait toujours ressentir que l'on s'est bien vidé.

Mais combien de gens ne vont à la selle que tous les deux ou trois jours, si ce n'est plus rarement encore, ont des selles dures et sèches ou au contraire complètement défaites, et d'ailleurs nauséabondes ! Ces gens ont souvent une peine énorme à évacuer et n'ont jamais l'impression de se vider vraiment. Et cette impression est tout à fait réelle : les matières s'accumulent, distendent et déforment les intestins et, en fermentant et se putréfiant, agressent les muqueuses intestinales qui deviennent ainsi poreuses. Au lieu d'être évacués, les déchets sont réabsorbés par les muqueuses endommagées et répandus dans tout l'organisme par le sang !

Les reins

Les reins excrètent les déchets qu'ils filtrent hors du sang en les diluant dans de l'eau. Les quantités et les caractéristiques de l'urine nous renseignent donc sur l'état de fonctionnement de l'émonctoire rénal. Normalement, 1,5 litre d'urine en moyenne devrait être éliminé quotidiennement, ce qui représente cinq à six mictions journalières. Parce qu'elle transporte des déchets, l'urine est colorée (en jaune d'or) et possède une odeur caractéristique.

Il y a insuffisance rénale lorsque les quantités d'urine sont inférieures aux normes, si la personne urine seulement deux à trois fois par jour, mais également si l'urine est trop claire, c'est-à-dire comme de l'eau. Dans ce cas, les reins éliminent certes des liquides, mais pas suffisamment de déchets pour teinter l'urine en jaune. Cette remarque sur la couleur n'est évidemment pas valable pour les gens qui boivent beaucoup – trois litres par jour – ce qui a pour effet de diluer les urines et de leur faire perdre leur couleur.

La peau

Avec les glandes sébacées qui excrètent le sébum et les glandes sudoripares qui sécrètent la sueur, la peau dispose d'un double système d'élimination. Ces diverses glandes sont très petites, mais très nombreuses. Elles peuvent par conséquent éliminer des quantités importantes de déchets. Pendant la fièvre, par exemple, la peau peut transpirer des litres de sueur chargés d'urée, d'acide urique et de sel.

Une peau qui fonctionne bien transpire lors des efforts ou lors des hausses de température. Une personne qui ne transpire jamais ou uniquement de manière très localisée possède un émonctoire fermé qui, à cause de son travail insuffisant, va obliger les autres émonctoires à travailler plus.

D'autres signes de mauvais fonctionnement sont : peau trop sèche ou au contraire trop grasse et présence de boutons.

L'apparition d'un bouton ou d'un eczéma est certes une réaction défensive d'élimination, mais elle est aussi le signe que les éliminations se font mal puisque les déchets stagnent au niveau de l'émonctoire.

Les voies respiratoires

Les déchets éliminés au niveau des voies respiratoires devraient avant tout être de nature gazeuse: gaz carbonique, vapeur d'eau... Les déchets solides devraient être extrêmement rares et constitués avant tout par les poussières inspirées et retenues dans les filtres du haut des voies respiratoires. Il n'est donc pas normal de devoir constamment se moucher, tousser et expectorer. La propension à souffrir de catarrhes des voies respiratoires, quelles que soient leurs formes (rhume, sinusite, bronchite...) est un signe d'encrassement du terrain et de surmenage des émonctoires.

L'inspiration et l'expiration d'air devraient se faire régulièrement, en profondeur, et s'adapter facilement à tous les changements de rythme dus à des efforts plus intenses. Celui qui s'essouffle trop facilement, même lors d'efforts légers, celui qui manque souvent d'air ou qui doit fréquemment cracher des déchets colloïdaux, montre par là que les échanges gazeux se font mal et que l'émonctoire pulmonaire est surchargé.

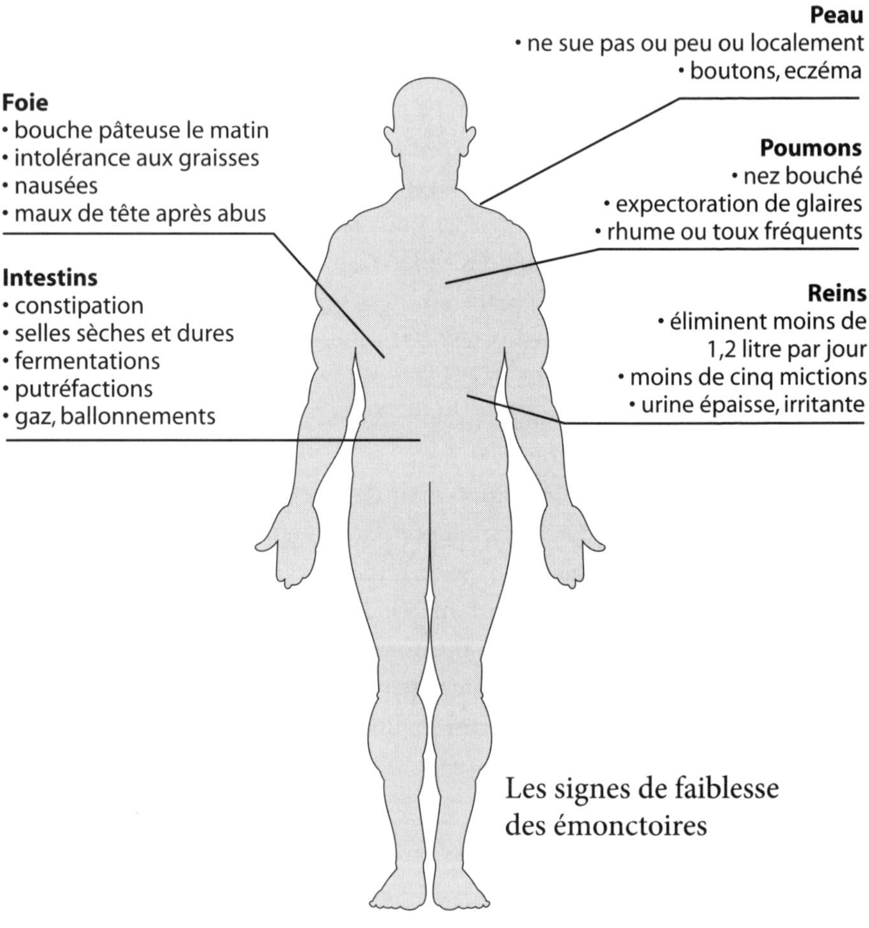

Les signes de faiblesse des émonctoires

Les cinq émonctoires n'ont pas pour seul travail le rejet des déchets hors de l'organisme. Ils doivent d'abord filtrer et extraire ces déchets hors du sang, puis les préparer pour qu'ils quittent l'organisme facilement sans endommager les tissus.

Chaque émonctoire filtre et élimine des déchets spécifiques. Lorsque l'un d'eux ne parvient plus à éliminer tous les déchets qui se présentent à lui, un autre émonctoire prend le relais et le soulage dans son travail. Par exemple, les déchets colloïdaux que le foie ne réussit pas à filtrer peuvent être rejetés par les glandes sébacées ou par les voies respiratoires.

Un système d'entraide existe donc entre émonctoires et permet de sauvegarder la pureté du terrain en assurant les éliminations indispensables. Ce système ne peut bien sûr fonctionner que tant que les émonctoires de secours ne sont pas eux-mêmes débordés. Si c'est le cas, un encrassement rapide et profond du corps se produit.

La déficience d'un émonctoire ne conduit donc pas directement à des maladies graves. Mais l'insuffisance chronique d'un ou de plusieurs émonctoires y conduit avec certitude, à cause de la saturation progressive du terrain en déchets. Les grands malades sont tous de « petits éliminateurs ».

Les carences

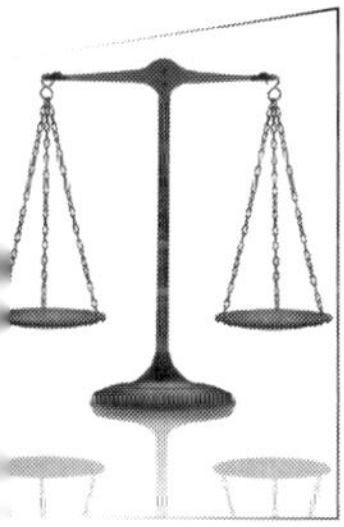

Le corps ne contient pas dans ses tissus toutes les substances nutritives dont il aura besoin au cours de son existence. Il est donc nécessairement dépendant des apports externes. Nos aliments doivent nous apporter de façon suffisante et régulière tous les *nutriments** (acides aminés, glucides, corps gras, minéraux et vitamines, etc.) qui sont indispensables à la formation et à l'entretien de nos organes ainsi qu'à leur fonctionnement.

Dès que l'organisme est privé de l'un de ces *nutriments**, son fonctionnement est perturbé. D'abord c'est un ralentissement des fonctions, puis, si l'état de carence dure trop longtemps, certaines fonctions organiques peuvent s'interrompre et, finalement, entraîner la mort. Ainsi, suivant les carences, les tissus ne sont plus réparés, la résistance des muqueuses diminue, la musculature perd sa tonicité, l'activité des enzymes s'amoindrit, les sécrétions se tarissent, le sang s'appauvrit et les globules blancs perdent leurs facultés défensives.

Dans les maladies de carences, rien ne peut freiner l'évolution des troubles et la dégradation du terrain, si ce n'est l'apport de la substance manquante. Tant que celle-ci ne lui est pas apportée, l'organisme dépérit. Le corps dépendant entièrement du nutriment manquant, aucun médicament n'est capable de se substituer à lui. Autant la solution aux troubles est simple – l'apport de quelques milligrammes de vitamine par exemple – autant les troubles peuvent être graves tant que dure l'état de carence.

Même une carence en un nutriment unique peut entraîner des conséquences catastrophiques. En effet, les nutriments sont interdépendants les uns des autres. L'absence d'un seul peut donc rendre nulle l'utilisation de plusieurs autres, et par une réaction en chaîne, amener à un état de multicarences.

Bien que nous vivions une époque d'abondance, il est beaucoup plus facile de se carencer qu'on ne le croit. Il s'agit soit d'une carence d'apport (les aliments apportés à l'organisme ne contiennent pas tous les nutriments), soit d'une carence d'utilisation (les nutriments sont apportés à l'organisme, mais celui-ci ne peut pas les utiliser).

Les carences d'apport

Dans le cas le plus simple, les aliments contenant la substance manquante ne sont pas consommés. Dans le passé, cela arrivait aux habitants des régions très isolées qui disposaient d'un nombre restreint d'aliments. De nos jours, les carences d'apport sont plutôt dues à un choix alimentaire délibéré, mais erroné. De nombreuses personnes, suite à des informations mal comprises, bannissent totalement un aliment ou une catégorie d'aliments et finissent par pratiquer des régimes unilatéraux qui les mènent tout droit aux maladies de carences. Certains suppriment sans distinction tous les corps gras après avoir lu, par exemple, que les acides gras étaient impliqués dans les maladies cardio-vasculaires; d'autres ne mangent plus un fruit, de peur de s'intoxiquer avec les produits de traitement, etc.

Les régimes pratiqués pour des raisons philosophiques ou esthétiques peuvent également induire de graves carences s'ils ne prennent pas en considération les impératifs physiologiques.

Une autre cause de carences d'apport très courante aujourd'hui provient du fait que les aliments que nous consommons ne possèdent plus tous les nutriments qu'ils devraient contenir. Ils en ont été privés par l'utilisation des multiples procédés employés pour modifier leur aspect extérieur ou augmenter leur durée de conservation. Il peut s'agir du raffinage des céréales qui, s'il permet d'obtenir une farine très blanche, prive néanmoins le consommateur des précieux nutriments du grain, nutriments qui se trouvent principalement dans la partie rejetée lors du raffinage. Les huiles végétales sont elles aussi soumises à une série de transformations mécaniques, caloriques et chimiques qui leur font perdre vitamines et oligo-éléments. Il en va de même pour les sucres raffinés qui, privés de tout élément vivant, peuvent être conservés presque indéfiniment. Il faut aussi mentionner la dénaturation des aliments par des modes de culture ou d'élevage inadéquats qui diminuent fortement leur teneur en nutriments, le séchage des fruits à haute température, la cuisson systématique des aliments et le rejet de l'eau de cuisson.

Une mention spéciale doit être faite à propos de l'eau. De toutes les substances nécessaires à l'organisme, l'eau figure parmi les premières, puisque notre corps est avant tout constitué de liquides. Des apports quotidiens et suffisants en eau sont donc indispensables. Or, de nombreuses personnes ne boivent pas assez, autrement dit leur consommation quotidienne est nettement inférieure aux 2 litres d'eau dont leur corps aurait besoin. Cette carence en eau se traduit par un état de déshydratation tissulaire chronique qui entrave le fonctionnement normal de l'organisme[2].

Les carences d'utilisation

Ce genre de carences est causé par l'impossibilité pour l'organisme d'utiliser certains des nutriments qui lui sont fournis.

Soit, avant même d'être absorbés par le sang, les nutriments sont détruits dans les intestins par les substances toxiques issues de fermentations et putréfactions intestinales, soit le milieu intérieur est tellement saturé de déchets que les échanges se font mal : les nutriments n'arrivent pas à gagner le lieu de leur utilisation.

De nombreuses substances chimiques provenant des additifs, de la pollution et des médicaments agissent de manière inhibante sur les vitamines et les oligo-éléments. On parle

[2] Lire, du même auteur, *Quand le corps a soif,* Éd. Jouvence, 2007.

alors d'antivitamines ou de chélateurs d'oligo-éléments. Les nutriments sont donc présents dans le corps, mais sont rendus inactifs, ou même sont détruits, par les produits de la pollution chimique. La personne carencée a beau se nourrir correctement, la consommation de ces inhibiteurs, en plus de leurs effets toxiques, l'amène à un état de carence.

La simple consommation d'excitants provoque des carences car leur utilisation nécessite un apport supérieur de nutriments pour que l'organisme puisse neutraliser leurs poisons. La consommation de tabac augmente les besoins organiques en vitamine C, l'alcool en vitamine B, etc. Et, soulignons-le, les carences en vitamine C diminuent les possibilités de défense de l'organisme, les carences en vitamine B dérèglent le système nerveux et favorisent l'encrassement humoral à cause de la mauvaise utilisation des aliments qui en résulte.

Une autre raison pour laquelle le corps est dans l'incapacité de bénéficier des apports de nutriments provient du fait qu'ils lui sont soustraits avant qu'il puisse les utiliser. En effet, de nombreux aliments carencés, comme le sucre raffiné, les farines blanches et les huiles raffinées ainsi que toutes les denrées alimentaires préparées avec eux, sont appelés des « voleurs de vitamines ». Étant carencés, ils n'apportent pas eux-mêmes les enzymes, les vitamines et les métaux catalyseurs nécessaires à la digestion. Ainsi, les substances vitales seront prélevées dans le corps lui-même afin de rendre possible les dégradations digestives de ces aliments carencés. Ceux-ci, avant même de donner au corps les substances nutritives qu'ils pourraient lui apporter, lui volent les siennes.

Lorsque des aliments carencés sont consommés régulièrement, les réserves du corps sont pillées et de graves carences peuvent s'installer.

La *sédentarité**

Les bienfaits de l'activité physique sont si nombreux qu'à eux seuls, ils compenseraient et supprimeraient en partie les effets néfastes de l'encrassement du terrain par les toxines.

Augmenter les dépenses organiques permet de brûler les excédents de la suralimentation, d'activer les fonctions organiques et ainsi favoriser d'abondantes éliminations de toxines. Par l'accélération des échanges cellulaires et de la circulation sanguine, les déchets incrustés dans les profondeurs des tissus sont emportés vers les émonctoires pour être éliminés. L'approfondissement de la respiration augmente considérablement l'apport en oxygène, ce qui favorise la dégradation des toxines, et ainsi l'épuration du terrain.

Rien que par l'exercice physique, le terrain organique peut être modifié en profondeur. L'exercice ranime tous les métabolismes comme un vent frais qui rallume les braises presque éteintes sous la cendre et nettoie l'organisme comme un torrent qui emporte la vase déposée dans le lit d'un ruisseau.

Par « faire de l'exercice physique », il ne faut pas seulement entendre ces moments privilégiés et limités dans le temps pendant lesquels nous nous rendant dans des instituts spécialisés pour une séance de gymnastique ou sur les places de sport pour y pratiquer la course à pied, du tennis ou du vélo.

Dans notre vie de tous les jours aussi, nous pouvons être très actifs physiquement si, au lieu de nous rendre en voiture sur le lieu du travail, nous faisions le trajet – ou une partie –

à pied ; si, au lieu de prendre l'ascenseur, nous prenions les escaliers ; si, au lieu de charger notre voiture, nous portions nos sacs de commission ; si, au lieu d'utiliser un mixer, nous battions ou écrasions nos aliments manuellement.

Le manque de temps souvent invoqué n'est qu'un prétexte, car le temps économisé, la plupart des gens l'utilisent pour des activités sédentaires comme rester assis des heures devant la télévision, mais aussi, il est vrai, pour effectuer de longs déplacements… jusqu'aux places de sports.

Les attitudes psychiques négatives

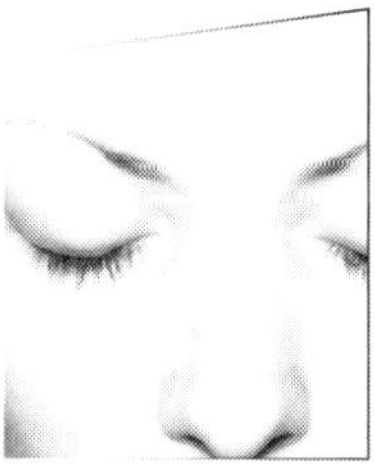

Tout le monde a déjà vécu par expérience l'influence de l'attitude psychique sur le fonctionnement de l'organisme. Avant les examens, le simple trac est suffisant pour entraîner des dérèglements : on n'a plus envie de manger, on transpire, le cœur bat plus vite, les mains tremblent, les intestins se dérèglent et l'envie d'uriner revient avec une insistance inhabituelle… Un conflit qui éclate au milieu d'un repas peut aussi être la cause d'une indigestion pour les convives énervés. En outre, les chagrins peuvent couper l'appétit, les soucis empêcher de dormir…

D'ailleurs, qui ne connaît pas des *hépatiques** faisant une crise de foie au moindre souci, des asthmatiques ayant une crise à chaque contrariété. Qui n'a pas entendu parler des

« malades du lundi » – écoliers ou adultes – qui, redoutant d'affronter une nouvelle semaine, sont régulièrement malades le lundi matin.

Si des épisodes de notre vie psychique, limités dans le temps comme ceux que nous venons de mentionner, peuvent bouleverser momentanément les différentes fonctions organiques, combien plus profonds seront les dérèglements engendrés chez une personne qui s'angoisse continuellement à propos de tout, entretient des idées noires, se déprime, a peur de tomber gravement malade, s'impatiente avec son entourage, agresse ses voisins, explose pour un rien.

Il serait faux de penser que l'on ne peut rien faire, que l'on est victime des événements. En effet, ce qui prime n'est pas tellement la situation que nous vivons, mais *notre attitude face à elle*. Certains s'irritent de toutes petites choses alors que d'autres sont capables de garder leur calme même dans des conditions très stressantes.

Deux personnes vivant ensemble une même situation dans laquelle elles se trouvent toutes deux impliquées de manière égale – lors d'un décès par exemple – peuvent réagir de manière très différente: l'une sera complètement abattue et dépérira lentement, alors que l'autre, profondément secouée, se ressaisira et, pleine d'élan, donnera un sens nouveau à sa vie.

La prééminence de notre attitude et de nos pensées sur les événements se révèle aussi dans le fait qu'il suffit de s'imaginer une situation désagréable pour que le fonctionnement organique se modifie. La simple évocation des futurs examens peut immédiatement, des semaines à l'avance, créer des angoisses et nouer l'estomac. Des pensées d'agressivité et de haines sont capables de modifier le rythme respiratoire et de créer un état de tension, même si la personne contre laquelle est dirigée l'agressivité est absente. Mais la joie d'une visite future peut également modifier tout l'état général d'un malade.

L'influence des pensées est telle que, jusqu'à un certain point, même la vie et la mort en dépendent. La rage de vivre de certains malades ou accidentés graves est capable de les sortir de situations absolument désespérées. En revanche, des malades ou des blessés qui « abandonnent », qui « laissent aller », meurent parfois de troubles tout à fait à la portée des méthodes thérapeutiques.

Que l'attitude du malade puisse à tel point influer sur l'issue de sa maladie montre bien que dans le traitement de celles-ci, même lorsqu'elles sont très graves, on ne peut pas simplement balayer l'aspect psychique de la question comme étant secondaire, pour ne s'occuper que des aspects matériels, physiques. À tout moment, le psychisme influence le physique. Et autant une attitude négative peut augmenter la gravité des troubles ou entraver les traitements, autant une attitude positive conditionne les améliorations.

Comment, concrètement, le terrain se dégrade-t-il lorsque nous avons une attitude psychique négative ?

Nos pensées et les sentiments qu'elles engendrent modifient le fonctionnement normal de nos organes, par le biais du système nerveux sympathique et des sécrétions des glandes endocrines.

Le système nerveux sympathique, aussi appelé neurovégétatif, agit sur les organes en freinant ou en accélérant leur travail. De cette manière, il adapte à tout moment leur activité aux besoins sans cesse changeants de la vie quotidienne. Par exemple, lorsque nous devons faire face à un danger, les fonctions digestives sont inhibées puisqu'elles ne sont pas utiles pour nous défendre.

Lorsque le danger est passé, les fonctions circulatoires et respiratoires sont freinées et les fonctions digestives sont stimulées pour que la digestion interrompue puisse se poursuivre.

Mais lorsqu'une personne, à cause d'une attitude erronée face à la vie, se met en état de tension constante, ses fonctions digestives, pour reprendre l'exemple précédent, sont en état d'indigestion chronique, grand producteur de déchets et de toxines qui entraîneront la dégradation du terrain.

Suivant les réponses du système sympathique aux différentes sollicitations, d'autres modifications pourront prendre place : soit les éliminations se feront mal si les émonctoires sont inhibés en permanence ; soit il y aura oxydations si c'est le système respiratoire qui est freiné, etc.

Les glandes endocrines : thyroïde, surrénales, etc. se dérèglent de la même manière que le système nerveux sympathique. Par exemple, la peur stimule la sécrétion d'adrénaline par les surrénales, une agitation et un énervement constants accélèrent le fonctionnement de la thyroïde. Or, les sécrétions hormonales influencent le fonctionnement des organes. Il en résulte donc aussi de mauvaises digestions ou éliminations, un ralentissement des échanges ou de la circulation qui entraîneront la dégradation du milieu humoral.

L'influence de notre vie psychique sur notre santé physique a beau être discrète, elle est néanmoins fondamentale. Plus encore que les autres facteurs de déséquilibre qui nous demandent de commencer des réformes au niveau de notre mode de vie, celui-là exige, si l'on veut obtenir une guérison véritable, que l'on se transforme soi-même en profondeur.

La rupture de l'équilibre acido-basique

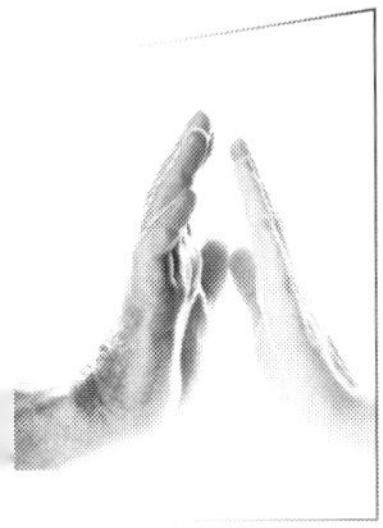

Notre organisme fonctionne au mieux lorsque les substances acides et basiques qui entrent dans la composition des tissus et des liquides organiques sont présentes en quantités égales, c'est ce que l'on appelle l'*équilibre acido-basique**.

Toute rupture de cet équilibre conduit à la maladie. La rupture la plus courante, fort répandue de nos jours, est celle caractérisée par une présence exagérée d'acides dans le terrain, ou *acidose**. Les troubles de santé qui en résultent sont divers : fatigabilité, stress, nervosité, état dépressif, rhumatismes, tendinite, eczéma, caries dentaires, etc.

Comment les troubles se forment-ils ? Les acides ont des propriétés agressives qui irritent les tissus d'où les inflammations des articulations, des tendons, etc. Pour se défendre, le corps cherche à neutraliser les acides excédentaires à l'aide de son système tampon. Pour cela, il prélève des minéraux basiques dans le sang et les tissus. En cas de forte sollicitation ou de prélèvements réguliers les organes et les tissus se déminéralisent, autrement dit se fragilisent et s'affaiblissent (caries dentaires, eczémas, fragilité nerveuse…). De plus, un terrain acide est un environnement défavorable au travail des enzymes, ces « petits ouvriers » responsables de toutes les transformations biochimiques qui ont lieu dans l'organisme. La production d'énergie, la régénération des tissus, les échanges cellulaires, diminueront, d'où fatigabilité, état dépressif, manque de défenses et d'élan.

La cause principale de la rupture de l'équilibre acido-basique vers l'acidité est d'origine alimentaire. De nos jours, la proportion d'aliments acidifiants (viandes, farineux, graisses, sucre raffiné) consommée est généralement très nettement supérieure à celle des aliments basiques (salades, crudités, légumes cuits, pomme de terre, amandes, banane). Recevant quotidiennement des quantités beaucoup plus importantes d'acides que de bases, notre organisme a toutes les peines à neutraliser l'excès d'acides. Il est donc obligé de piller ses réserves basiques tissulaires avec toutes les conséquences néfastes que cela entraîne. Mais le plus souvent, il ne réussit pas à rétablir un *pH** parfaitement normal et il doit vivre avec cet excès d'acides, ce qui entraîne une chronicité des maladies due à l'acidose.

Les autres causes d'acidité sont la consommation d'excitants, la mauvaise élimination des acides par les reins et la peau, ainsi que les carences en vitamines et le manque d'oxygénation. À cela, il faut ajouter qu'une attitude psychique négative (anxiété, agressivité, rancœur, etc.) perturbe les métabolismes et engendre la production d'acides par le corps. Le manque de sommeil et le surmenage également.

- excès d'aliments acidifiants et acides
- carences en aliments alcalinisants
- café, thé, tabac, alcool
- sous-oxygénation
- carences en vitamines
- mauvaises éliminations par les reins et la peau
- stress
- attitudes psychiques négatives

Les causes d'acidification du terrain

Comme on peut le constater, les grandes causes de la dégradation du terrain et celles de la formation d'un terrain acide sont les mêmes. Il existe donc plusieurs formes de dégradations du terrain, l'acidification de celui-ci étant l'une d'entre elles. Elle est très répandue de nos jours, car de nombreuses personnes ont dès le départ de la peine à métaboliser correctement les acides et les quantités excessives d'acides qu'elles consomment les dépassent rapidement.

Un moyen de déterminer si le terrain est acide est de mesurer le *pH** urinaire à l'aide de papier tournesol. La teneur normale en acides de l'urine lui confère un *pH** se situant vers 7. Lorsque le mode de vie et d'alimentation est acidifiant, d'avantage d'acides que normalement seront éliminés par l'urine, ce qui abaissera son pH vers 6 ou 5.

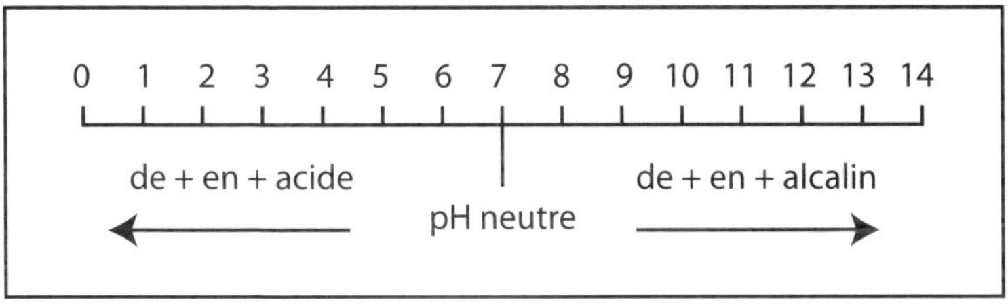

L'échelle de mesure du pH

2

La pratique de la naturopathie

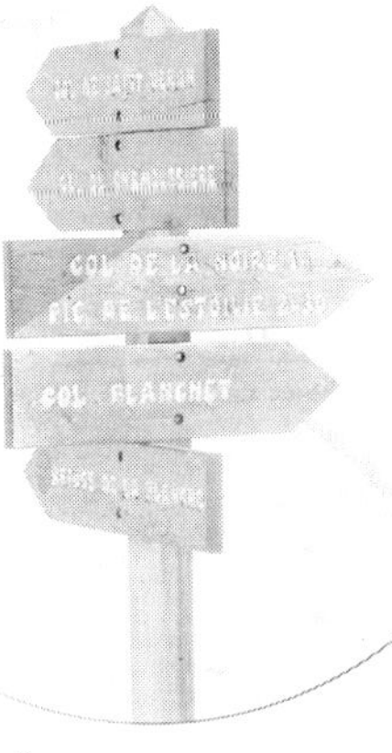

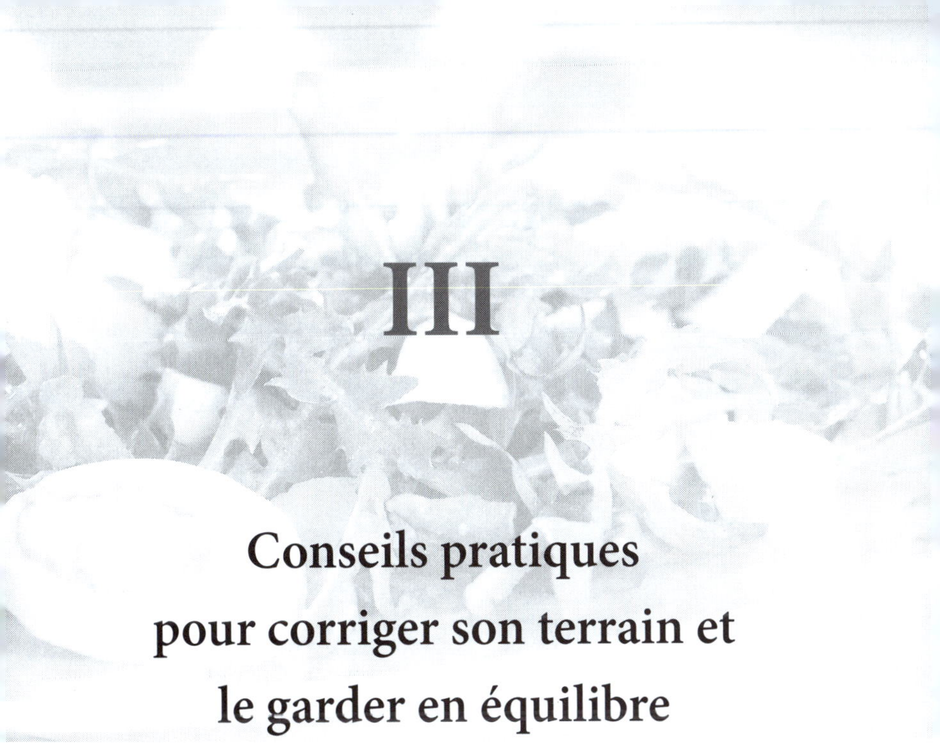

III

Conseils pratiques pour corriger son terrain et le garder en équilibre

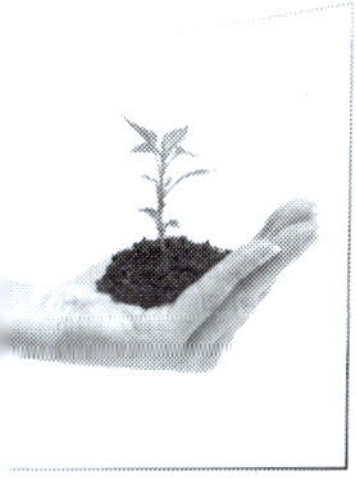

La question qui surgit en chaque personne en bonne santé ayant compris l'importance de l'état de son terrain est : *que puis-je faire pour le conserver en bon état ?*

Pour les malades, la question se pose évidemment en termes différents : *que puis-je faire pour corriger mon terrain ?* puisque leur organisme est déjà surchargé de toxines et carencé.

Dans les deux cas cependant, les principes directeurs de la réfection du terrain restent toujours identiques. La *manière de les appliquer,* elle, varie toutefois énormément d'un malade à l'autre et d'un stade de la maladie à un autre. Les conseils donnés ici se bornent donc nécessairement à exposer et illustrer les principes directeurs. Ils peuvent être adoptés avec beaucoup de profit par tout malade et bien portant. Cependant, ils ne suffisent en aucun cas pour constituer le traitement proprement dit des personnes atteintes d'une maladie grave. Celles-ci doivent impérativement s'adresser à des praticiens compétents. En effet, c'est un *art* que d'utiliser les moyens préconisés en les ajustant exactement à chacun et en les modifiant avec l'évolution de l'état général. De plus, la correction du terrain des grands malades implique une application beaucoup plus stricte et poussée des principes présentés ici.

La ligne directrice de la réfection du terrain nous est donnée par Hippocrate : *« Remédier, c'est agir en s'opposant à la cause de la maladie et non pas en la laissant persister. »* Les maladies étant dues à une dégradation du terrain par accumulation de déchets et par carences, il faudra logiquement :

- faire sortir les déchets qui se trouvent dans le corps,
- éviter que de nouveaux déchets n'y pénètrent,
- combler les carences.

La démarche, comme les moyens préconisés pour drainer les surcharges ou combler les carences, est d'une simplicité déconcertante. L'homme du XXe siècle, habitué à des traitements très sophistiqués, doutera qu'ils puissent être efficaces… Mais ils le sont, car ils reposent entièrement sur la conformité aux lois naturelles et aux impératifs physiologiques. La démarche va dans leur sens et les soutient.

Éliminer les toxines

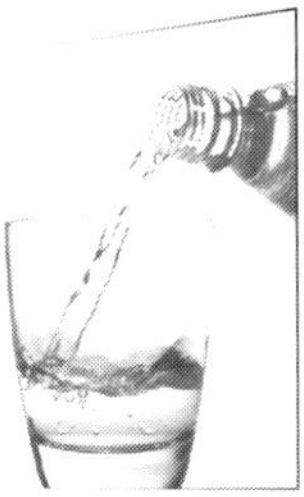

Quand le terrain est surchargé de toxines, les organes congestionnés et le sang sale, les tissus empoisonnés et les cellules asphyxiées par les déchets, il n'y a qu'une action logique à entreprendre pour ramener le corps à la santé : le nettoyer[3].

Il faut avoir vécu soi-même une cure de nettoyage organique pour se rendre compte de l'importance de la masse de toxines susceptibles de s'accumuler dans notre corps et pour constater que le fait de s'en débarrasser modifie tout l'état organique dans le sens de la guérison.

Les « portes de sortie » à ouvrir pour faire sortir les toxines sont les émonctoires : le foie, les intestins, les reins, la peau et les voies respiratoires. Ils sont le lieu de passage nécessaire pour aller à l'extérieur du corps et sont aussi les organes qui filtrent les déchets hors du sang.

En stimulant les émonctoires, on stimule l'élimination des déchets qui se sont accumulés dans l'émonctoire lui-même et on favorise l'épuration du sang. Mais pour nettoyer l'organisme en profondeur, cela reste insuffisant. La grande masse des déchets ne se trouve pas dans le sang, mais incrustée dans les profondeurs tissulaires. Il faut donc l'en extraire afin que les déchets puissent être conduits au sang, puis aux émonctoires. Pour déloger les toxines qui imprègnent les tissus, il convient de recourir à des méthodes différentes de celles utilisées pour stimuler les émonctoires : ce sont des méthodes de *désincrustage** des toxines.

[3] Lire aussi du même auteur, *Manuel de détoxication*, Editions Jouvence, 1990.

Dans l'application des cures de nettoyage, ces deux points se succèdent : on ouvre les portes de sortie avant de déloger les couches de toxines profondes. Si l'on procède dans l'ordre inverse ou simultanément, les toxines délogées se présentent en masse trop importante aux émonctoires encore insuffisamment ouverts. Il est préférable de se débarrasser de toutes les toxines de surface avant de faire remonter celles du fond.

Ouvrir les émonctoires

Il existe de très nombreux moyens pour ouvrir les *émonctoires**. En voici quelques-uns parmi les plus efficaces et les plus faciles à appliquer par tous.

La stimulation des fonctions éliminatrices de l'organisme s'effectue merveilleusement bien à l'aide de plantes médicinales, à condition de les doser correctement. Des doses trop faibles ne stimulent pas suffisamment les éliminations et des doses trop fortes déclenchent des réactions trop violentes qui irritent et fatiguent les émonctoires. On trouve sans trop de difficultés la dose optimale en débutant par des doses faibles, augmentées progressivement de jour en jour. On s'arrête au dosage directement inférieur à celui qui commence à déclencher des réactions trop violentes.

Les quelques présentations de plantes ou de préparations qui vont suivre avec leur mode d'emploi vous permettront de passer tout de suite à l'action, mais elles ne constituent pas une liste exhaustive. Il va de soi que d'autres plantes ou préparations peuvent être utilisées avec autant de succès.

Lors de la prise de *draineurs**, le malade doit pouvoir constater objectivement une élimination accrue de toxines ; par exemple, les urines sont plus chargées, les intestins se vident correctement.

L'encrassement de l'organisme s'étale sur des années, il ne faut pas espérer qu'un drainage de quelques jours suffira pour obtenir une purification du terrain. Les cures de drainage, bien adaptées aux capacités du malade, doivent être poursuivies quelques mois. Confrontés à la longueur des cures, certains ont peur de devenir dépendant des plantes médicinales qu'ils utilisent et hésitent à les prendre sur de si grandes périodes. Mais en essayant de se soustraire à une éventuelle dépendance envers les plantes, d'ailleurs illusoire, ils ne se rendent que plus dépendants de… leurs toxines!

Au début d'une cure de nettoyage, on ouvre successivement les émonctoires les uns après les autres pour éviter de surmener l'organisme. Puis on les stimule conjointement si l'état du malade le permet. Si ce n'est pas le cas, ils sont stimulés alternativement, par cure de trois ou quatre semaines. Certains draineurs agissent sur un émonctoire seulement, le foie ou les reins par exemple, et sont par conséquent désignés comme étant des draineurs *hépatiques** et rénaux. Lorsqu'un draineur agit sur plusieurs émonctoires on parle alors de *dépuratif**.

Le drainage du foie

S'il ne fallait choisir qu'un organe à stimuler, ce serait sans hésitation le foie. De son bon fonctionnement dépend celui de tout l'organisme. Il joue un rôle clé dans toutes les fonctions vitales. Non seulement il filtre et élimine des déchets, mais il neutralise et détruit aussi les poisons et les toxiques, les substances cancérigènes et les microbes[4].

[4] Pour plus d'information, lire *Régénérez votre foie!*, de Sandra Cabot et Marie-France Muller, Éd. Jouvence, 2004.

Pour fonctionner correctement, le foie a besoin de chaleur. Il travaille à une température de 39 à 40 °C, donc une température plus élevée que le reste du corps. Le simple fait de lui amener de la chaleur favorise son travail. On peut réaliser cet apport de chaleur à l'aide d'une bouillotte remplie d'eau chaude que l'on pose au niveau du foie trois fois par jour, environ 10 à 30 minutes, en général après les repas. Il ne faut pas se laisser dérouter par la simplicité du procédé. Sa surprenante efficacité résulte de son naturel.

Trois plantes stimulent particulièrement bien le foie : la dent-de-lion, le radis noir et le romarin :

- **Dent-de-lion ou pissenlit** *(taraxum officinale),* en teinture mère, 3 fois par jour 10 à 50 gouttes, avec de l'eau, avant les repas.
- **Radis noir** *(raphanus niger),* en comprimés, 3 fois par jour 1 à 3 comprimés, suivant les marques, avec de l'eau, avant les repas.
- **Romarin** *(rosmarinus officinalis),* une cuillerée à café de feuilles par tasse, infusion 10 minutes, 3 tasses par jour, avant les repas.

Il y a aussi de nombreuses tisanes du commerce « pour le foie et la vésicule » ou « tisane hépatique ».

Le drainage de l'intestin

L'intestin est un tube de sept mètres de longueur et de 3 à 8 cm de largeur et peut contenir une masse énorme de matières fécales en stagnation. Drainer l'intestin, c'est se débarrasser de cette masse généralement en fermentation et en putréfaction, point de départ de multiples infections par dégénérescence et mutation de la flore intestinale. C'est aussi favoriser la *désassimilation** intestinale, c'est-à-dire le passage des toxines à travers les muqueuses intestinales (600 m^2 de surface de désassimilation) car les intestins, comme tous les émonctoires, filtrent le sang qui passe à travers leurs tissus pour en extraire les déchets. Ils sont ensuite éliminés avec les matières fécales.

Une quantité suffisante de *ballast* (fibres végétales) est indispensable pour remplir l'intestin et stimuler son péristaltisme. Une consommation accrue et régulière de légumes crus ou cuits, de fruits et de céréales complètes (riz complet, pâtes complètes et pain complet) suffit le plus souvent pour rétablir le fonctionnement intestinal.

Boire suffisamment d'eau au cours de la journée favorise aussi le transit intestinal, car les selles doivent avoir un certain degré d'humidité pour être éliminées facilement. Les selles des constipés sont toujours sèches et dures.

Si nécessaire, on peut augmenter le volume du ballast en rajoutant du son de froment (1 à 3 cuillerées à soupe par jour) ou des graines de lin (1 à 2 cuillerées à soupe par jour) dans les aliments (yogourt ou soupe par exemple). Ces deux produits ont la propriété de gonfler au contact de l'eau et de remplir ainsi l'intestin.

L'*effet laxatif** des plantes est plus ou moins fort et peut être ainsi adapté aux différentes susceptibilités intestinales.

Laxatifs doux

- Faire tremper 3 à 6 **pruneaux secs** ou 2 ou 3 **figues sèches** toute la journée dans un verre d'eau. Le soir, boire le jus et manger les fruits.

Laxatifs moyennement forts

- **Bourdaine** en teinture mère, 20 à 70 gouttes avec de l'eau avant le coucher. L'effet se manifeste le matin au réveil.

- **Mauve** *(malva sylvestris)* en teinture mère, 3 fois par jour 20 à 50 gouttes avec de l'eau, avant les repas.

Laxatifs forts ou purge

- **Huile de ricin**: 1 à 3 capsules suivant la marque, le soir, avec de l'eau.

Les *lavements intestinaux* sont aussi d'une très grande efficacité. Il en existe toute une variété, de la douche rectale au nettoyage complet du côlon: l'irrigation côlonique[5]. À l'exception de cette dernière technique, ils sont faciles à réaliser chez soi, à l'aide d'un équipement minimum. En voici un exemple (voir encadré ci-contre).

Le drainage par les reins

Les reins éliminent les déchets filtrés dans un support liquide: l'urine. Une consommation insuffisante de liquide amène les toxines à stagner au niveau du filtre parce qu'il manque le support pour les conduire à l'extérieur du corps. Il est donc important de boire suffisamment, au moins 2 litres par jour, et de consommer des légumes et des fruits juteux.

Les plantes médicinales qui stimulent le travail des reins sont qualifiées de *diurétiques**. Leurs effets, lorsqu'elles sont bien dosées, se manifestent par un volume d'urine éliminé nettement supérieur à la normale, jusqu'à deux fois plus. Les urines contiennent aussi plus de déchets et prennent par conséquent une couleur plus foncée et une consistance plus épaisse.

[5] Lire à ce propos: *Hydrothérapie du côlon,* Josiane Mignot, Éditions Jouvence, 2005.

Le lavement de 2 litres

Un lavement consiste à introduire de l'eau dans le côlon afin que les matières se dissolvent dans le support liquide et s'éliminent plus facilement lorsque le liquide est rejeté. Pour introduire l'eau, il faut disposer d'un bac à lavement que l'on peut acquérir dans les magasins spécialisés. Le bac à lavement comprend :

- un récipient de 2 litres pour l'eau,
- un long tuyau en caoutchouc,
- une canule munie d'un robinet.

Faites bouillir 2 litres d'eau dans lesquels vous laissez ensuite infuser pendant 10 minutes 5 sachets de camomille ou une dizaine de fleurs. Laisser refroidir jusqu'à ce que l'eau ait une température de 35 à 37 °C. Remplir le récipient de 2 litres avec la tisane filtrée et le placer à une certaine hauteur afin que la pression de l'eau facilite sa pénétration dans les intestins.

La partie de la canule qui peut être introduite dans l'anus doit l'être entièrement, le robinet de celle-ci étant fermé. Se mettre à quatre pattes et pencher la tête et le tronc en avant. Ouvrir le robinet de la canule et laisser le liquide pénétrer dans les intestins. On peut faciliter l'irrigation des intestins soit en modifiant son amplitude respiratoire, soit en changeant un peu de position, soit encore en massant l'abdomen sur le tracé du côlon.

Si la pression de l'eau se révèle trop forte ou douloureuse, on ferme le robinet pendant une minute ou deux.

Une fois l'eau introduite dans le côlon, on retire la canule. Le liquide peut être gardé quelques minutes pour que les selles se liquéfient bien. Puis, assis sur les toilettes, le contenu intestinal est évacué, en plusieurs vagues généralement.

Les lavements de 2 litres peuvent être effectués quotidiennement pendant une semaine, ou deux fois par semaine pendant un à deux mois, ou ponctuellement en cas de nécessité.

- **Artichaut** : 1 à 3 comprimés ou gélules 3 fois par jour, avec de l'eau, avant les repas.
- **Piloselle** *(pilosella)* : en teinture mère, 30 à 50 gouttes 3 fois par jour, avec de l'eau, avant les repas.
- **Genévrier** *(juniperus communis)* : 1 cuillerée à café de baies par tasse, infuser 10 minutes, 3 tasses par jour.

Il existe également de nombreuses tisanes « reins-vessie » ou « diurétiques » ou « rénales ».

Le drainage de la peau

Par la transpiration, le corps rejette de nombreux déchets à l'extérieur de l'organisme, comme en témoigne l'odeur forte de la sueur des mal portants. Des sudations abondantes et répétées sont nécessaires pour assainir le terrain.

Pour ceux qui en sont capables, l'*exercice physique* soutenu représente la meilleure possibilité de sudation car la sueur est beaucoup plus concentrée par ce moyen. Pour favoriser le processus, il faut pratiquer l'exercice choisi (footing, culture physique, vélo, etc.) en étant assez vêtu afin d'accumuler plus facilement la chaleur nécessaire au déclenchement de la sudation. Pour cela, il faut aussi que l'effort soit de plus ou moins longue durée et en endurance. Une séance hebdomadaire au moins est importante pour garantir des éliminations suffisantes.

La pratique du *sauna* est connue depuis longtemps. Il faut seulement veiller à adapter à sa vitalité le nombre de séances et la température du bain froid qui suit. Comme le premier procédé, le sauna reste toutefois une pratique assez athlétique.

Le bain hyperthermique

Ces ***bains*** constituent en revanche un procédé des plus simples et parmi les plus efficaces pour obtenir de bonnes sudations. Ils présentent aussi l'avantage d'être aisés à pratiquer chez soi. Le patient entre dans un bain à température agréable, puis il rajoute progressivement de l'eau chaude jusqu'à ce que le bain soit bien chaud pour lui. Il faut qu'il arrête d'introduire l'eau juste avant qu'elle ne soit ressentie désagréablement comme trop chaude. Cette sensation de « trop chaud » est variable d'une personne à l'autre. L'important n'est d'ailleurs pas la température objective, mais la sensation subjective, car c'est elle qui déclenchera la sudation. Le sujet doit pouvoir rester dans son bain très chaud environ 10 à 20 minutes.

En plus de la sudation déclenchée, un autre avantage de ce genre de bain est le brassage sanguin qu'il opère et qui permet de désincruster de nombreux déchets logés dans les tissus profonds. C'est d'ailleurs pour éviter un retour brusque et massif de ces toxines vers les émonctoires qu'il faut pratiquer graduellement ces bains à raison d'un à trois par semaine. Plusieurs bains sont parfois nécessaires avant que la peau ne « s'ouvre » et que la sudation ne s'effectue correctement.

Le bain est suivi d'un repos en position allongée d'une demi-heure au moins, le corps enveloppé dans des linges. La sudation peut continuer pendant ce repos.

Une infusion de ***fleurs de sureau*** ou de ***tilleul*** prise avant le bain facilite la sudation (1 cuillerée à soupe pour 1 tasse, infuser 10 minutes).

Le drainage par les poumons

Les poumons sont prévus pour rejeter avant tout des déchets gazeux. Cependant, lorsque le terrain est très surchargé en déchets et que les émonctoires sont fatigués, les voies respiratoires sont utilisées comme sortie de secours. Le malade se met à expectorer, cracher ou moucher des déchets solides : des glaires ou colles. Cette réaction de défense peut être déclenchée volontairement dans un but thérapeutique. En effet, toute activité physique provoque un léger essoufflement et facilite ainsi l'élimination des déchets colloïdaux qui encombrent les bronches, grâce aux échanges plus intenses dont les poumons sont le siège. Pour obtenir cet essoufflement éliminateur, on aura recours à la marche, au footing, à une promenade à vélo ou tout simplement… en montant les escaliers à pied.

Certaines plantes médicinales activent cette élimination et la rendent plus aisée en fluidifiant les déchets.

- **Eucalyptus** : 1 à 3 comprimés 3 fois par jour, avec de l'eau, avant les repas.
- **Thym** *(thymus vulgaris)* : en teinture mère, 3 fois 20 à 40 gouttes, avec de l'eau, avant les repas.
- **Tussilage** *(tussilago farfara)* : 1 cuillerée à café de fleurs par tasse, infusion 10 minutes, 3 à 4 tasses par jour entre les repas.

Désincruster les déchets

L'ouverture des émonctoires permet à de nombreux déchets de quitter l'organisme. Mais certains sont présents depuis si longtemps dans les tissus qu'ils s'y sont incrustés. Il faut donc les déloger et les faire remonter jusqu'à un vaisseau sanguin pour qu'ils puissent être conduits à un émonctoire. Il s'agit alors d'augmenter les échanges entre le sang et les sérums cellulaires en activant la circulation générale des liquides dans le corps. Il est aussi possible de « brûler » et de dégrader les déchets sur place en augmentant les combustions organiques.

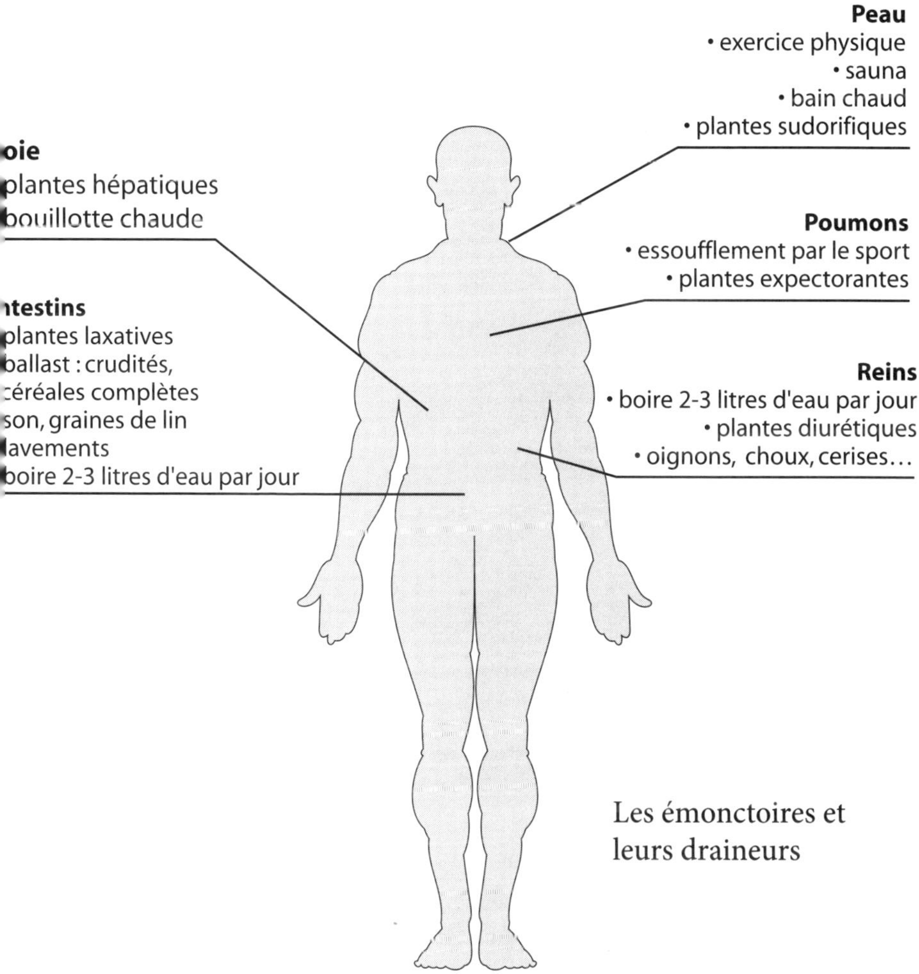

Les émonctoires et leurs draineurs

L'accélération des échanges

La pratique d'un sport comme le vélo, la course de fond, des courses en montagne, etc. entraîne un brassage profond des liquides organiques du fait de l'effort physique. Les contractions musculaires répétées écrasent les tissus comme des éponges et mettent en mouvement les liquides organiques saturés de déchets.

Les malades qui ne sont plus capables de faire un effort soutenu ont la possibilité de bénéficier aussi d'un brassage en profondeur de leurs liquides organiques soit grâce aux *bains hyperthermiques,* soit grâce aux *massages*. Avec les massages, l'écrasement des tissus ne se fait plus par les contractions musculaires, mais par la pression qu'exerce le masseur. En adaptant le type et la force du massage au patient, on obtiendra une accélération très bénéfique des échanges au niveau cellulaire.

Une mention spéciale doit être faite pour le *drainage lymphatique*, qui est une technique particulière de massage destinée à drainer le système lymphatique.

La lymphe, qui progresse normalement très lentement, est poussée en avant dans les vaisseaux lymphatiques. Les ganglions sont aussi dégorgés des encombrements de lymphe stagnante. Les drainages effectués et les corrections de terrain obtenues sont souvent surprenants.

L'augmentation des combustions

En augmentant les combustions, les déchets sont « brûlés » sur place, ce qui présente un avantage certain. Le corps n'aura plus qu'à éliminer leurs « cendres », c'est-à-dire des déchets beaucoup plus petits et faciles à transporter. En effet, non transformés, les déchets ont souvent un volume trop important pour être extraits hors des tissus et conduits vers les émonctoires.

Il existe un processus pendant lequel les déchets sont détruits et divisés en particules plus petites, c'est l'*autolyse**. Cette dissolution des déchets a lieu sous l'action des enzymes produits par les cellules elles-mêmes.

L'autolyse ne se déclenche que dans des situations particulières quand le corps n'est plus nourri suffisamment ; il autolyse ses propres tissus pour mettre à la disposition des organes vitaux les substances nutritives indispensables à leur fonctionnement. Le corps prend donc des nutriments dans des parties moins importantes, par exemple dans les tissus graisseux ou les muscles, pour les conduire dans les parties les plus importantes comme le cœur, le cerveau ou le foie.

Du fait de la sagesse qui régit les phénomènes d'autolyse, les tissus sont attaqués en raison inverse de leur ordre d'importance. Les déchets et les toxines sont donc dégradés avant les tissus nobles.

On peut déclencher volontairement l'autolyse des déchets et des tissus malades (tumeurs…) en suivant un *régime restrictif*[a] par rapport au mode d'alimentation habituel. Plus les restrictions sont importantes, plus l'autolyse est intense.

Il existe une multitude de régimes restrictifs. L'important est de diminuer la quantité des aliments ingérés, tout en se rappelant qu'il s'agit d'un procédé thérapeutique et que, comme tel, il ne doit être suivi que pendant des périodes limitées et adapté aux capacités du malade (de quelques jours à une semaine, en cure unique ou répétée). Pour les cures de longue durée, il faut s'adresser à un praticien compétent.

Lorsque la restriction porte sur tous les aliments exceptés l'eau, il s'agit d'un *jeûne**. Si tous les aliments sont supprimés excepté un seul, c'est une *monodiète** (au raisin[6], aux carottes, etc.). Les diètes dans lesquelles sont conservés deux aliments ou plus sont regroupées sous le terme de *régimes restrictifs*, par exemple : le régime pauvre en calories ou les régimes pesés dans lesquels on fixe une limite du nombre de calories ou de grammes apportés par les aliments consommés dans la journée. La restriction peut porter sur un aliment (viande, sel) ou sur un groupe d'aliments (chairs animales, corps gras, sucres raffinés, etc.). Jeûnes, monodiètes ou régimes restrictifs bien adaptés au malade figurent parmi les moyens naturels les plus efficaces et les plus utiles pour le traitement des maladies.

Un régime restrictif suivi assez longtemps ou répété assez souvent conduit à la dégradation et à l'élimination de quantités importantes de déchets. Le terrain organique, berceau de toutes les maladies, s'en trouve épuré et amélioré d'autant.

Régimes restrictifs	suppression partielle ou complète d'un ou de plusieurs aliments par rapport au régime habituel
Monodiète	1 aliment + eau
Jeûne	eau

Les différentes sortes de diètes

Augmenter les combustions en accélérant les métabolismes par l'exercice physique ou les bains hyperthermiques, ou en

[6] Pour la pratique des diètes, lire de Christopher Vasey et Johanna Brandt, *Les cures de santé,* Éditions Jouvence, 1995/2004.

déclenchant le processus d'autolyse par des diètes, ne fait que recréer le processus de purification et de guérison que la nature déclenche elle-même par la fièvre. La fièvre est l'un des plus puissants moyens de guérison qu'utilise la force vitale, et pour cette raison, elle est présente dans de nombreuses maladies. La *fièvre* signale certes que le corps est en danger, mais elle indique aussi qu'il peut lutter. Grâce à elle, le corps peut en quelque sorte rattraper son retard en fonctionnant plus activement, par exemple en brûlant des toxines qui se sont accumulées dans les tissus.

Or, certains malades n'ont plus les forces organiques nécessaires pour « faire » une fièvre. Les moyens décrits dans ce chapitre – et copiés sur ce que la nature nous enseigne – permettent de recréer ce système de défense si salutaire.

Tarir la source des surcharges

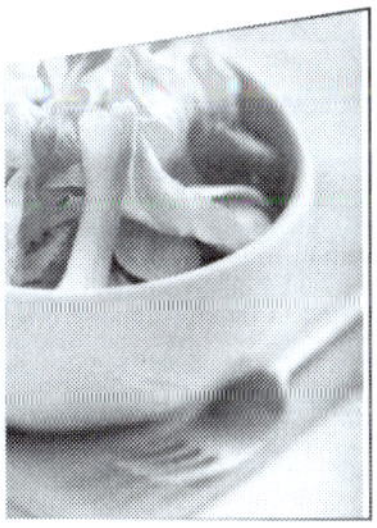

Drainer les déchets hors de l'organisme n'amènerait aucun résultat si, en même temps, on en laissait entrer d'autres. Or, tout au long de la journée, de nouveaux déchets peuvent pénétrer dans notre corps à cause de nos habitudes de vie antiphysiologiques. Si nous les corrigeons, l'organisme n'a plus à lutter que sur un seul front : il n'a qu'à éliminer les déchets qui se sont accumulés dans le passé. Il est donc de première nécessité de tarir la source continuelle des surcharges, c'est-à-dire de contrôler ce que nous consommons.

Le réglage des apports alimentaires est bien sûr d'autant plus minutieux et précis que le malade est gravement atteint. Quand ils sont constamment ajustés aux possibilités digestives et éliminatrices du corps, on obtient une sorte de *statu quo* : le taux de surcharge n'augmente pas et les organes ne sont jamais surmenés. Les forces économisées de cette manière sont disponibles pour le processus de guérison.

Régler les quantités

À notre époque d'abondance et de suralimentation, régler les quantités signifie généralement les diminuer. Mais manger moins n'implique absolument pas avoir faim et faire des diètes draconiennes. Suivant le célèbre aphorisme, *« il faut manger pour vivre et non pas vivre pour manger »*, régler quantitativement son alimentation signifie seulement : ne manger que ce dont le corps a besoin.

Si la suralimentation est due à la prise de repas trop importants, on veillera à les rendre plus modestes soit par pure force de volonté, en se fixant des quantités inférieures, soit en remplaçant les aliments concentrés (viandes, fritures, farineux…) par des aliments peu concentrés (légumes, salades, crudités, fruits…).

La suralimentation est en partie due à la mauvaise qualité nutritive de nos aliments. Notre instinct nous pousse à manger plus pour essayer d'obtenir les minéraux ou vitamines dont le corps a besoin, mais qu'il ne trouve pas dans les aliments raffinés qui lui sont offerts. En mangeant des aliments complets, donc en augmentant la valeur des apports, les quantités diminuent automatiquement.

Mâcher mieux et plus longtemps permet aussi de diminuer les quantités ingérées. La sensation de satiété s'installe en partie lorsque les papilles gustatives sont saturées d'impressions.

La suralimentation peut aussi être due à un grignotage excessif entre les repas. Dans ce cas, il faut avant tout veiller aux apports de sucre. La faim entre les repas est causée la plupart du temps par un manque en glucose dans le sang. On peut y remédier en mangeant des aliments sucrés (fruits frais ou secs, miel) en même temps que des protéines, par exemple du fromage blanc ou du yogourt. L'association protéines-glucides freine et stabilise l'utilisation des sucres par le corps et permet de maintenir ainsi une glycémie normale d'un repas à l'autre. Les sucres raffinés sous leurs différentes formes (chocolat, sucreries, etc.) sont à éviter à tout prix car ils favorisent les crises d'hypoglycémie qui réveillent la sensation de faim.

Régler qualitativement

Souvent, nous consommons de manière exagérée un certain type d'aliment ou négligeons totalement tel autre. Par exemple, la viande est présente à tous les repas alors qu'aucun fruit n'est pris dans la journée; les aliments cuits baignent dans la graisse, mais les œufs sont systématiquement bannis sous prétexte qu'ils donnent du cholestérol.

Par ignorance, à cause d'informations fragmentaires ou d'habitudes irréfléchies, de nombreuses personnes suivent souvent un régime alimentaire irrationnel et malsain.

Les erreurs par excès se font principalement par une consommation excessive de chairs animales, de sucre raffiné et de corps gras.

- Pour la *viande*, on se portera d'autant mieux qu'on en consommera au maximum une fois par jour, ou mieux tous les deux jours. Si l'on est malade, on s'en abstiendra complètement pendant quelque temps. Le poisson est généralement un peu moins chargé en toxines que la viande. On peut ainsi remplacer avec profit cette dernière par du poisson.
  La suppression complète et définitive ne se justifie que pour les grands malades. D'ailleurs, ils développent souvent spontanément une aversion à l'égard de la viande. Les risques de carences sont nuls pour eux car la viande est extrêmement pauvre en vitamines et minéraux et les seules substances nutritives intéressantes qu'elle apporte, les protéines, se trouvent aussi dans d'autres aliments.

- Le besoin de *sucre* ou d'aliments sucrés est légitime puisque les glucides sont notre carburant énergétique indispensable. Mais pourquoi recourir à un carburant de mauvaise qualité (le sucre raffiné) alors que la nature nous en offre un excellent avec les fruits frais, les fruits secs (dattes, figues, raisins, pruneaux), avec le miel, etc. ? Pourquoi choisir celui qui nous rend malade par acidification et déminéralisation alors que l'autre contribue à notre santé ?
  Les personnes souffrant de maladies graves doivent s'abstenir complètement des aliments contenant du sucre raffiné (sucreries, confitures…). À elle seule, cette suppression amènera déjà de grandes modifications de leur état. Les autres personnes tireraient un grand bénéfice pour leur santé en remplaçant le plus possible les mauvais sucres par des bons. (Voir plus loin les suggestions de remplacement.)

- La consommation excessive de *corps gras*, naturels ou raffinés, d'origine végétale ou animale, est déjà une erreur en soi car, très vite, notre organisme est dépassé par ces quantités trop importantes de lipides à digérer et à utiliser. À cette erreur s'en ajoute une autre. Les graisses consommées sont pour la plupart de mauvaise qualité nutritive (margarines végétales riches en acides gras saturés, huiles végétales raffinées et extraites à chaud, graisses animales malsaines, c'est-à-dire surnourris eux-mêmes). Faire baigner ses aliments dans la graisse n'est plus un signe de richesse, mais d'ignorance.

Un régime déséquilibré peut aussi provenir de l'absence de certains aliments. Souvent, la carence en un aliment entraîne la consommation excessive d'un autre : l'absence de légumes à un repas pousse à manger plus de pâtes ou de riz. Les aliments qui manquent le plus souvent sont les fruits frais et secs, mais aussi les légumes cuits ou crus.

Pour le réglage qualitatif des aliments, *« il faut retrancher ce qui est en excès et ajouter ce qui fait défaut »* (Hippocrate).

Supprimer les excitants

Tarir la source des surcharges, c'est aussi supprimer tous les excitants dont on use si couramment, sans penser que leur propriété d'excitants provient des poisons qu'ils contiennent et contre lesquels le corps doit lutter.

Lorsque leur attention a été attirée sur la question, les consommateurs d'excitants se demandent : « Dois-je vraiment supprimer mon café matinal ? » ou : « Un verre de vin est-il si mauvais pour la santé ? » Non, un café ou un verre de vin ne sont pas mauvais pour l'homme en bonne santé. En revanche, ils le sont certainement pour le malade. En outre, il ne s'agit généralement pas d'un verre ou d'une tasse, mais de plusieurs.

Les méfaits des excitants comme le tabac, l'alcool, le café ou le thé sont suffisamment connus pour qu'il ne soit pas nécessaire d'insister. Leur suppression est un bienfait pour tous et une nécessité absolue en cas de maladie grave.

Toutefois, le sevrage doit être effectué avec doigté pour éviter de troubler les fonctions organiques déjà déficientes en mettant brusquement le malade en état de manque. L'état de désaccoutumance doit être obtenu le plus rapidement possible, mais avec toute la douceur et la progression nécessaires pour que le corps puisse s'habituer sans trop de peine à fonctionner sans son excitant habituel.

Supprimer la pollution alimentaire et médicamenteuse

Les malades sont empoisonnés par des déchets et leur organisme est extrêmement sensible à toute nouvelle intoxication contre laquelle ils ne peuvent que difficilement lutter. Il est donc indispensable de supprimer des causes de lutte supplémentaires – le corps étant déjà suffisamment occupé avec les toxines déjà accumulées – en évitant tous les aliments contenant des poisons chimiques. Les malades doivent n'utiliser dans la mesure du possible que des aliments exempts d'additifs dangereux : des céréales, des fruits et des légumes de culture biologique et des sous-produits animaux d'animaux élevés sainement.

La prise de médicaments « chimiques » est aussi une source d'empoisonnement de l'organisme. Ils sont parfois indispensables, mais la plupart du temps, ils sont pris en excès ou à mauvais escient. Pourquoi ne pas utiliser des remèdes naturels (plantes, préparations homéopathiques, etc.) que le corps supporte bien et dont l'efficacité réelle est incontestable ?

Tous les petits maux quotidiens peuvent être traités à partir de ces remèdes. Le tranquillisant, l'antalgique et le somnifère chimiques peuvent le plus souvent être remplacés par des remèdes végétaux. D'autant plus qu'à ce traitement antisymptomatique naturel, le praticien pourra associer un traitement des causes.

Combler les carences

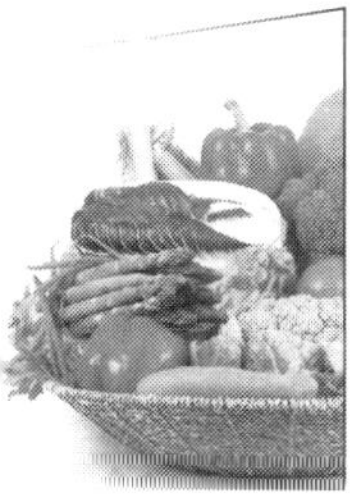

L'organisme malade, s'il est surchargé de déchets, est généralement également carencé en de nombreuses substances nutritives : minéraux, vitamines, oligo-éléments, etc. Lui donner ces substances manquantes lui permettra de réparer ses tissus blessés et usés, de fortifier ses organes et de reprendre un fonctionnement normal.

Plus un corps est malade, plus il est avide des nutriments qui lui manquent. Les apports doivent lui être faits régulièrement et sur de longues périodes. Ainsi, peu à peu, les carences se comblent et il retrouve ses forces et sa vitalité.

Une alimentation saine, naturelle et variée serait le meilleur moyen pour *combler les carences** si les aliments produits à notre époque n'étaient pas la plupart du temps eux-mêmes carencés. Pour cette raison, il est indispensable de faire également appel à des *compléments alimentaires**, afin d'essayer de combler le plus rapidement possible les carences du malade.

L'alimentation non carencée*

Actuellement, l'aliment idéal non carencé est celui que nous offrent les procédés de culture biologique ou biodynamique, dans lesquels le développement naturel des plantes est respecté et favorisé au maximum. De tels procédés permettent d'obtenir des céréales, des légumes et des fruits sains, capables d'entretenir la santé de ceux qui les consomment.

Pour bénéficier d'aliments non carencés, il faut évidemment s'abstenir de les carencer soi-même avant de les consommer, en les cuisant excessivement par exemple. On évitera aussi tous les aliments raffinés, une partie de leurs composants leur ayant été soustraite.

À la place du pain et des pâtes blanches, on consommera du pain bis ou complet, du riz complet ou des biscottes à la farine complète. Les huiles raffinées seront remplacées par des huiles végétales vierges, de première pression à froid. Les sucres raffinés seront remplacés par du sucre complet ou du miel, du sirop d'érable, du concentré de poire, etc. Les bonbons et sucreries par des fruits frais ou secs.

Voici quelques suggestions pour remplacer les aliments habituellement consommés :

- **légumes et fruits de culture industrielle :**
  légumes et fruits de culture biologique ou biodynamique
- **farine blanche :**
  farine complète
- **pain blanc :**
  pain bis, noir, mi-complet, complet
- **pâtes à la farine blanche :**
  pâtes à la farine complète
- **riz blanc :**
  riz complet
- **sucre raffiné blanc ou brun :**
  sucre complet, miel, sirop d'érable, extrait de dattes
- **confiture :**
  miel, concentré de poire, purée de noisettes, d'amandes
- **bonbons, chocolat :**
  fruits frais, secs, oléagineux ; yogourt ou séré aux fruits, pâtes de fruits secs, bâtons aux céréales et fruits secs
- **biscuits à la farine blanche :**
  biscuits à la farine complète
- **sel de cuisine :**
  sel marin, mélange de sel marin et d'herbes aromatiques
- **huiles raffinées (dans la sauce à salade) :**
  huile vierge de première pression à froid (tournesol, germe de maïs, olive, chardon, carthame, colza, etc.)
- **café :**
  café de céréales
- **thé :**
  tisanes
- **limonades et boissons industrielles :**
  eau, tisanes, jus de fruits, jus de légumes

Tableau de remplacement

En variant les produits, on évite une alimentation unilatérale, source de carences. En résumé, pour éviter de se carencer, il faut manger des aliments biologiques, complets et variés.

Les compléments alimentaires

Une accélération du processus de guérison[7] peut être obtenue grâce à l'utilisation de pollen, de levure de bière, d'algues marines, d'huile de foie de flétan, de spiruline, de mélasse noire, de germe de blé, de gelée royale, etc. Les fortes concentrations de vitamines et minéraux que contiennent ces produits et leur assimilation facile aident à combler les carences beaucoup plus rapidement, à cause de la masse des apports, de leur qualité et de leur variété. En effet, chaque nutriment dépend en partie de la présence des autres nutriments pour être assimilé correctement.

Certains compléments sont plus efficaces sur certains malades que sur d'autres. Il est donc nécessaire de se faire conseiller ou de les expérimenter pour chercher ceux qui conviennent le mieux. Les cures durent plusieurs semaines ou mois.

Plusieurs produits peuvent être pris simultanément.

[7] Lire, du même auteur, *Les compléments alimentaires naturels*, Éditions Jouvence, 2003.

Pour l'apport de vitamines	Surtout le pollen, la levure de bière (en poudre ou liquide), les graines germées, l'huile de germe de blé, de lin, les concentrés d'acérola ou d'argousier, la spiruline…
Pour l'apport de minéraux et oligoéléments	Surtout les comprimés de poudres de coquillage, d'os ou d'algues, l'eau de mer, le magnésium, la mélasse noire, les eaux thermales, la prêle…
Revitalisants généraux	La gelée royale, le ginseng, la laitance de poisson, le cocktail de levure liquide et de jus de légumes et de fruits…

Les principaux compléments alimentaires naturels

Rétablir l'*équilibre acido-basique**

La correction d'un terrain trop acide se fait principalement par le biais de l'alimentation. Au lieu que la proportion d'aliments acidifiants qui est consommée soit supérieure à celle des aliments alcalins, comme c'est généralement le cas, on veillera à la réduire pour qu'elle soit égale, voire même un peu inférieure à celle-ci. Très concrètement et en simplifiant un peu, cela consiste à manger d'avantage de légumes sous forme de salades vertes, crudités ou légumes cuits, y compris les pommes de terre, que de viande et farineux. Une mesure supplémentaire vise à exclure les aliments contenant du sucre blanc raffiné, autrement dit les biscuits, bonbons, chocolats, pâtisseries, etc. Le sucre raffiné est en effet un puissant agent d'acidification.

Les aliments alcalins dont les quantités doivent être augmentées pour compenser les aliments acidifiants sont tous les légumes verts et colorés, ce qui représente beaucoup d'aliments. Les pommes de terre, qui sont très alcalinisantes remplacent aussi souvent que possible les céréales, mais sans exclure totalement ces dernières. Les châtaignes, les amandes et les bananes sont d'autres aliments très alcalinisants. Les produits laitiers, comme les fromages blancs, ainsi que les œufs sont des apports protéiques équilibrés à régulièrement substituer à la viande et au poisson. Le sucre intégral de canne sera utilisé à la place du sucre blanc raffiné, et le sirop d'érable, le concentré de poire, les miels doux à la place de la confiture.

Liste des aliments acidifiants

- la viande, la volaille, la charcuterie, les extraits de viande, le poisson, les fruits de mer (moules, crevettes…)
- les œufs
- les fromages (les fromages forts sont plus acides que les doux)
- les corps gras animaux (saindoux, suif…)
- les huiles végétales, surtout l'arachide et les huiles raffinées ou durcies (margarine)
- les céréales complètes ou non : blé, avoine… et surtout le millet
- le pain, les pâtes, les flocons et les aliments à base de céréales
- les légumineuses : arachide, soja, haricot blanc, fève…
- le sucre blanc
- les sucreries : sirop, pâtisserie, chocolat, bonbon, confiture, fruits confits…
- les fruits oléagineux : noix, noisette, pépin de courge… (sauf l'amande)
- les boissons industrielles sucrées : limonades à base de cola et autres
- le café, le thé, le cacao, le vin

Liste des aliments alcalinisants

- les pommes de terre
- les légumes verts, crus ou cuits : salades, laitue, haricot vert, chou…
- les légumes colorés : carotte, betterave… (sauf la tomate)
- le maïs (graines ou polenta)
- le lait (liquide ou en poudre), le fromage blanc bien égoutté, la crème, le beurre
- les bananes
- les amandes, les noix du Brésil
- les châtaignes
- les fruits secs : dattes, raisins (sauf ceux acides au goût : abricots, pommes…)
- les eaux minérales alcalines
- les boissons à la purée d'amande
- les olives noires conservées dans l'huile
- l'avocat
- l'huile pressée à froid
- le sucre intégral

Liste des aliments acides

- le petit-lait : yogourt, lait caillé, kéfir, fromage blanc peu égoutté…
- les fruits pas mûrs (moins le fruit est mûr, plus il est acide)
- les fruits acides :

  les petits fruits : groseilles, cassis, framboises, fraises

  les agrumes : citron, pamplemousse, mandarine, orange

  certaines variétés de pommes (cloche), de cerises (griotte), de prunes, d'abricots…
- les fruits doux (surtout en excès) : melon, pastèque…
- les légumes acides : tomate, rhubarbe, oseille, cresson
- la choucroute, les légumes lacto-fermentés
- les jus de fruit, le jus de citron (dans la sauce à salade !)
- le miel
- le vinaigre

Mis à part le facteur alimentaire, d'autres mesures doivent être prises.

- Une **meilleure oxydation des acides** sera obtenue en introduisant des activités physiques dans le mode de vie (marche, sport...), et l'élimination des acides déjà présents dans les tissus sera intensifiée grâce à la consommation de plantes médicinales diurétiques (pour les reins) et *sudorifiques** (pour la peau).

- Une autre mesure très importante, et qui s'est montrée indispensable dans la plupart des cas, est la prise de **préparations minérales basiques** pour aider l'organisme non seulement à éliminer les acides ingérés dans la journée, mais aussi, et surtout, à faciliter l'évacuation des acides logés dans les profondeurs tissulaires. Cette mesure est fondamentale car l'organisme n'aime pas faire remonter dans le sang – pour les conduire aux émonctoires – les acides incrustés dans les tissus, car leur retour dans le sang modifierait dangereusement son pH. Ces acides ont donc la fâcheuse tendance à être maintenus au fond des tissus dans le but d'en préserver le sang. Cependant, un apport important de bases permet de les éliminer, car tamponnés par elles, les acides peuvent remonter en surface sous forme de sels neutres, c'est-à-dire une forme qui ne porte pas atteinte au *pH** sanguin.
  Ces compléments basiques contiennent des mélanges de calcium, magnésium, potassium, etc. sous une forme facilement assimilable. Disponibles sous forme de comprimés ou de poudre, ces préparations se prennent trois fois par jour, avec un peu d'eau, avant les repas. Le dosage de ces produits varie d'une personne à l'autre. Pour adapter les quantités prises aux besoins de l'organisme, il faut les doser

en fonction du pH urinaire de la personne concernée. La règle générale est de prendre autant de complément que nécessaire pour obtenir un pH urinaire se situant entre 7 et 7,5 à partir de la 2e urine de la journée. Ainsi, si une dose de 3 fois 2 comprimés ne remonte le pH que de 5,5 à 6,5, il faut augmenter le dosage jusqu'à ce que celui-ci permette d'obtenir le pH normal de 7 à 7,5. Cette règle est importante à suivre pour qu'une correction de l'acidité du terrain se fasse correctement.

Les différentes mesures entreprises pour désacidifier le terrain font progressivement remonter et sortir tous les acides logés dans les tissus. Avec le temps, ce nettoyage conduit à une désacidification en profondeur du terrain, ce qui non seulement guérit la personne qui les applique, mais la préserve aussi de toute récidive de ses troubles.

Remèdes spécifiques

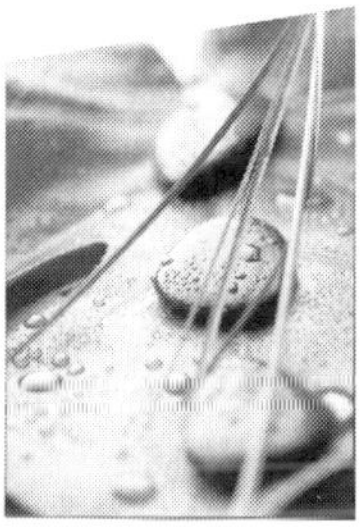

Outre les manœuvres thérapeutiques générales décrites précédemment, il faut parfois aussi soutenir l'organisme dans ses points faibles. Les soins cessent d'être généraux, c'est-à-dire avec une action globale au niveau du terrain, mais s'adressent en particulier à un organe précis ou à un problème spécifique. Il peut s'agir de stimuler un organe paresseux, tonifier une fonction déficiente, calmer l'irritation des tissus, désinfecter, etc. Chaque malade a ses points faibles qui doivent être pris en considération lors du traitement, en plus des grandes manœuvres de correction du terrain.

Parmi les remèdes ou soins spécifiques pourront être utilisées des thérapies aussi dissemblables, mais efficaces, que les plantes médicinales, l'aromathérapie, le magnétisme, l'acupuncture, l'homéopathie, les touches nasales, la réflexologie plantaire, l'hydrothérapie, etc.

Mais, répétons-le, ces soins spécifiques sont des compléments au traitement général du terrain.

Conclusion

Une vision claire et réaliste consiste à considérer le corps comme un outil qui est à notre disposition. Cet outil fonctionne selon un mode d'emploi précis qu'il convient de suivre pour le garder en bon état de marche.

En d'autres termes, il existe un certain nombre d'impératifs physiologiques – ou *lois de la santé** – qui conditionnent le fonctionnement correct du corps. Celui-ci doit être utilisé et entretenu d'une manière conforme au mode d'emploi et non pas au gré des humeurs, caprices ou envies du moment. Une personne perd son équilibre santé et tombe malade quand ce mode d'emploi, dont la description générale a été faite ici, n'a pas été respecté. Elle reste en bonne santé tant qu'elle le respecte.

Ceci dit, il y a encore un autre élément. L'outil qu'est notre corps fonctionne selon la logique interne, c'est un fait, mais il est aussi fortement soumis à l'influence de notre vie psychique. Un caractère équilibré, une attitude confiante et optimiste face à la vie favorisent son fonctionnement harmonieux. En revanche, la négativité, la peur, l'agressivité le perturbent, le freinent et peuvent même le dérégler complètement. L'état physique épouse les fluctuations des pensées et des émotions. Le retentissement de la vie psychique sur le fonctionnement organique est tellement important qu'il suffit souvent qu'un malade croie à l'aggravation de son état pour qu'elle se produise réellement.

Suivant l'attitude psychique, le processus de guérison est donc entravé ou bloqué, ou au contraire, rendu possible et même stimulé. Il est par conséquent indispensable que le malade adopte une attitude adéquate face à sa maladie. Sa volonté d'améliorer son état et sa participation active libèrent son corps de la pression des pensées négatives, mobilisent le système de défense organique et soutiennent les processus de régénération. Comment le corps peut-il lutter si le malade a abandonné le combat ou s'y oppose ?

Il ne s'agit pas d'avoir un optimisme aveugle ni de se bercer d'illusions. Si la naturopathie penche vers l'optimisme, ce n'est pas dans le but de suggestionner le malade pour favoriser sa guérison. La confiance et l'espoir qu'elle peut donner reposent sur une réalité concrète, confirmée par d'innombrables cas de rémission et de guérison.

Toute maladie a une cause. Son existence même implique nécessairement des erreurs dans le mode de vie physique et psychique de la personne atteinte. Tant que ces erreurs ne sont pas décelées et supprimées, les troubles seront entretenus et favorisés. Il faut donc absolument modifier l'hygiène de vie. Des *changements* doivent avoir lieu. Le malade doit et peut se prendre en main pour se nourrir différemment, supprimer les sources d'intoxication, avoir plus d'activité physique ou adopter une nouvelle attitude psychique. Des méthodes thérapeutiques sont là pour l'aider, mais ces changements ne peuvent être effectués que par lui.

Six règles à l'intention des malades qui veulent retrouver la santé et aux bien-portants qui veulent le rester

- Manger varié, complet, bio, avec prédominance végétale.
- Manger plutôt pas assez que trop.
- Boire 2 litres d'eau par jour.
- S'activer physiquement quotidiennement.
- Dormir assez chaque nuit.
- Avoir une attitude positive et constructive en toute chose.

Dictionnaire thématique des concepts de la naturopathie

du traité de naturopathie où le sujet est abordé.

A

Acidose • 83

État dans lequel se trouve le corps lorsqu'il y a rupture de l'équilibre acido-basique dans la direction d'une acidification du terrain.

Alimentation • 21, 112

Un des facteurs principaux pour rester en bonne santé ou pour la retrouver. Notre corps est entièrement dépendant des aliments pour se construire et fonctionner. C'est aussi une alimentation mal adaptée qui génère les toxines et les carences qui sont toutes deux à la base de la dégradation du terrain.

Allopathie • 11

Méthode thérapeutique qui traite les maladies avec des moyens qui, de manière générale, agissent dans le sens contraire aux efforts curatifs de la force vitale. En refoulant les toxines dans les profondeurs, les remèdes anti-symptomatiques font effectivement disparaître les symptômes de surface, mais cela au détriment du terrain. La manière opposée de soigner est la naturopathie.

Apports • 16

Tout ce qui est donné ou apporté au corps pour qu'il puisse fonctionner, par exemple, apports d'aliments, de vitamines, d'oxygène, d'eau, etc.

Autoguérison • 28, 36

Les remèdes, à eux seuls, ne peuvent guérir un malade. Ils ne font que relancer, soutenir ou renforcer les processus curatifs mis en œuvre par la force vitale qui anime et dirige le corps.

Dans ce sens, la guérison ne vient pas de l'extérieur, mais de l'intérieur. La force vitale correspond à la nature « médicatrice » des anciens, les forces immunitaires des modernes. L'organisme est donc capable d'œuvrer tout seul à sa guérison, autrement dit de s'autoguérir. Le rôle du thérapeute est de l'aider. *« C'est la nature qui guérit les maladies et la médecine est l'art d'imiter les procédés curatifs de la nature »*, écrivait Hippocrate. De son côté, le célèbre chirurgien français Ambroise Paré (1509-1590) disait : *« Je panse les blessures, c'est la nature qui les guérit. »*

Auto-intoxication • 49

Intoxication qui a lieu avec des poisons ne provenant pas de l'extérieur du corps mais de l'intérieur de celui-ci. Son point de départ est dans les intestins lorsque ceux-ci se vident mal. Les poisons, toxines et déchets qui résultent des fermentations et putréfactions intestinales et qui ne sont pas rapidement expulsés avec les selles, sont absorbés par les parois intestinales et pénètrent dans le courant sanguin. De là, ils seront conduits dans l'ensemble de l'organisme et l'auto-intoxiqueront.

Autolyse • 103

L'autolyse est un processus physiologique au cours duquel le corps digère ou dégrade (lyse) ses propres tissus (auto). Réalisée grâce à des enzymes, l'autolyse se déclenche lors de diètes. Ne recevant plus ou pas assez de nutriments de l'extérieur, le corps doit puiser à l'intérieur de lui-même les substances nutritives dont il a besoin. Il le fait en autolysant les tissus malades et les toxines. L'autolyse a donc un effet curatif parce qu'il débarrasse le terrain des déchets qui l'encombrent.

B

Bilan de santé • 35

Analyse du mode d'alimentation, d'élimination et de l'hygiène de vie du malade, dans le but de déterminer les causes qui ont engendré la dégradation de son terrain et l'apparition des troubles locaux. Le bilan de santé ne conduit pas à indiquer des remèdes antisymptomatiques mais à la mise en place de mesures visant à drainer les toxines, combler les carences, soutenir les organes déficients et réformer sur certains points l'hygiène de vie du malade. Ces mesures, corrigent le terrain, et par là, entraînent la disparition des symptômes de la maladie.

C

Carences • 23

Une carence est l'absence ou l'insuffisance d'un élément indispensable à la nutrition de l'organisme. On peut ainsi être carencé en protéines, calcium, vitamine ou en n'importe quel autre nutriment. Les carences peuvent porter sur un ou plusieurs nutriments, être momentanées ou durer dans le temps. Elles sont aussi petites ou grandes, selon l'importance du manque.

Dans les carences d'apport, le nutriment manquant ne parvient pas à l'organisme parce que l'aliment qui le contient n'est pas mangé ou que le nutriment a été ôté de l'aliment avant sa consommation, le raffinage par exemple, qui prive les céréales de leurs vitamines B.

Dans les carences d'utilisation, les nutriments pénètrent bien dans le corps avec les aliments, mais ils sont détruits

par des substances nocives (antivitamine, chélateur d'oligo-éléments) avant d'avoir pu être utilisé.
Les maladies de carences se soignent en donnant au malade la substance manquante, afin de combler la carence.

Colles • 21

Les « colles » ou les « déchets colloïdaux » sont une des deux principales variétés de toxines (voir aussi cristaux). Il s'agit de déchets non solubles dans les liquides. Les glaires, par exemple, cette substance visqueuse éliminée lorsqu'on se mouche, sont des colles. Mélangés à de l'eau, ils ne se dissolvent pas mais conservent leur aspect. Les crachats, le pus, etc. font aussi partie des colles.
Les colles s'éliminent par le foie, les intestins et les glandes sébacées; parfois parles poumons et l'utérus. Les maladies causées par les colles ne sont pas douloureuses, comme les maladies à cristaux, et elles coulent: catarrhes des voies respiratoires, de la peau (acné, eczéma suintant) etc.
Les sources des déchets colloïdaux sont les amidons et les graisses.

Combler les carences • 111

C'est l'action d'apporter au corps les nutriments qui lui manquent afin que la ou les carences disparaissent. Dans cette expression, les carences sont vues de manière imagée comme des trous que l'on bouche, en les remplissant ou en les comblant des nutriments manquants.

Complément alimentaire • 112

Produit qui est pris en complément à l'alimentation courante à cause de sa richesse en nutriments. Par leur concentration et variété en vitamines, minéraux et oligo-éléments, le pollen de fleurs, la levure de bière, les algues marines, le germe de blé, la spiruline, etc. sont des compléments alimentaires.

Crises de nettoyage, de désintoxication, curatives • 27

La force vitale qui dirige l'organisme ne reste pas passive face à l'accumulation de toxines dans le terrain. Lorsque le seuil de tolérance est dépassé, elle intensifie brusquement le fonctionnement d'un ou plusieurs émonctoires pour le débarrasser des déchets qui l'encombrent, d'où le nom de crise de nettoyage ou de désintoxication. Ces crises sont également curatives, car en supprimant la cause principale des maladies – l'accumulation de toxines dans le terrain – elles débarrassent le malade de ses troubles.

Cristaux • 21

Les cristaux sont une des deux sortes principales de déchets (voir aussi colles). Ils sont durs et blessants comme de véritables cristaux, mais comme du sucre ou du sel, ils se dissolvent dans l'eau. Le sable que nous avons dans les yeux au réveil, ou celui qui fait grincer nos articulations sont des cristaux. Il s'agit en général d'acides : l'acide urique, oxalique… mais aussi de sels minéraux usés.
Solubles dans l'eau, les cristaux sont éliminés par les émonctoires qui évacuent les liquides, c'est-à-dire les reins (urine) et les glandes sudoripares (sueur).
Les maladies cristalloïdes sont douloureuses mais ne coulent pas : rhumatismes, calculs rénaux, sciatique, tendinite, eczémas secs, névrites…
Les sources des cristaux sont les protéines, le sucre blanc et les aliments acidifiants.

D

Déchets • 17

Ensemble des toxines et substances toxiques qui dégradent le terrain.

Dégradation du terrain • 29

Détérioration de l'état du terrain due à l'accumulation de toxines et à la formation de carences.

Dépuratif • 93

Tout produit ou substance qui purifie l'organisme par ses vertus laxatives, diurétiques, hépatiques, etc. Il s'agit donc d'un draineur agissant sur plusieurs émonctoires en même temps.

Désassimilation • 95

Phénomène physiologique au cours duquel les substances dont le corps ne veut plus (toxines) quittent les tissus et sont conduites vers un émonctoire, les intestins par exemple pour être éliminées. La désassimilation au niveau du tube digestif est visible sur la langue: celle-ci devient blanche avec les déchets rejetés.

Désincrustage • 91

Action de déloger les toxines qui ne circulent plus dans le sang, mais se sont déposées et incrustées dans les tissus corporels. Le désincrustage s'obtient en accélérant les échanges cellulaires (bains chauds, exercice intensif, massage) ou par autolyse, lors de jeûnes ou monodiètes.

Désintoxication ou détoxication • 43

Au sens propre, les mots désintoxication ou détoxication désignent uniquement l'élimination des substances toxiques d'origine extérieure au corps et n'appartenant pas aux cycles biologiques : métaux lourds de la pollution, drogues synthétiques, additifs alimentaires, insecticides. Dans le langage courant cependant, on les utilise aussi pour parler de l'élimination des toxines (détoxination), déchets qui, étant des résidus du métabolisme, sont d'origine interne.

Diagnostic • 34

En allopathie, démarche pour déterminer la maladie dont souffre une personne, à partir de l'étude des symptômes qu'elle présente. Le but du diagnostic est de pouvoir mettre un nom sur la maladie afin de prescrire le remède spécifique à la maladie en question. En naturopathie, on ne fait pas des diagnostics mais des bilans de santé.

Diurétiques • 96

Tout produit ou substance qui stimule l'élimination des déchets par les reins. Un diurétique augmente non seulement le volume d'urine éliminé, mais aussi sa teneur en toxines, d'où l'intensification de sa couleur et de son odeur. Un effet diurétique est obtenu à l'aide d'aliments tels qu'oignons, poireaux, poires, petit-lait, mais aussi grâce à des plantes médicinales comme la queue de cerise, la piloselle et la dent-de-lion.

Drainage • 32

Les drainages sont des éliminations accrues de toxines volontairement déclenchées afin d'en débarrasser l'organisme. Le but est de rétablir des éliminations normales si celles-ci

étaient insuffisantes et même de les augmenter pendant une certaine période, afin de rattraper le retard d'élimination.
Les émonctoires sont le biais indispensable par lesquels le drainage peut se faire. Lors de celui-ci, le foie, les intestins, les reins, la peau et les voies respiratoires sont stimulés dans leur travail. Les moyens employés ou draineurs sont variés. Il peut s'agir de plantes médicinales, de l'absorption de jus ou d'aliments ayant des vertus détoxicantes, de séances de sudation, de cataplasmes, de lavement intestinaux…
Selon les forces du patient, un drainage s'effectue par le biais d'un ou plusieurs émonctoires.

Draineurs • 32, 92

Produit capable de favoriser le drainage des toxines hors de l'organisme en stimulant le travail des émonctoires. Ce sont les plantes médicinales ou d'autres produits qui ont des vertus hépatiques, laxatives, diurétiques, etc.

E

Élimination • 31

Évacuation hors de l'organisme par le biais des émonctoires (foie, reins…) des toxines qui encombrent le terrain et, par là, font le lit des maladies. L'élimination des toxines est favorisée par les diètes, l'exercice et les draineurs. Le retour à la santé est obtenu par la correction du terrain.

Émonctoires • 17, 32, 92

Les émonctoires sont les organes chargés de filtrer hors du sang tous les déchets et résidus métaboliques afin de les rejeter vers l'extérieur. Ce ne sont donc pas seulement des « portes » qui s'ouvrent pour permettre le passage des toxines, mais des organes qui nettoient activement le sang pour le purifier.

Il s'agit du foie qui évacue les déchets dans la bile, les intestins qui les éliminent dans les selles, les reins dans l'urine, les poumons dans l'air exhalé, les glandes sudoripares et sébacées dans la sueur et le sébum.

Lorsqu'ils fonctionnent correctement, les émonctoires éliminent tous les déchets qu'amène un mode de vie normal. Ils peuvent cependant être dépassés par une production trop importante de ceux-ci, par exemple, lors de suralimentation jointe à la sédentarité. Les toxines ne sont alors pas évacuées hors de l'organisme, le terrain se dégrade et la maladie apparaît.

Épurer • 33

Ce mot signifie rendre propre, purifier. En naturopathie on désigne ainsi tous les efforts déployés pour débarrasser le sang et le terrain des toxines qui s'y trouvent.

Équilibre acido-basique • 83, 116

C'est l'équilibre entre les substances acides et basiques contenues dans le corps qui permet à celui-ci de rester en bonne santé. L'unité de mesure du degré d'acidité ou d'alcalinité du corps est le pH. Le pH normal du sang, et du terrain en général, est de 7,39. Lorsqu'on s'éloigne de ce taux idéal, la maladie apparaît. L'acidose ou excès d'acides dans le corps est la situation la plus couramment rencontrée, car nos modes d'alimentation et de vie sont acidifiants. Elle se corrige en suivant un régime alcalinisant, en s'oxygénant et en prenant des compléments alimentaires basiques.

F

Fièvre • 42

La fièvre n'est pas une maladie en soi, mais le reflet de l'intensification du fonctionnement de l'organisme qui se défend face à un terrain surchargé de toxines et sur lequel, selon les cas, se surajoute une infection microbienne. L'accélération des défenses immunitaires, de la circulation du sang, de la respiration, des échanges cellulaires, produisent de la chaleur et augmentent ainsi la température du corps.

La fièvre est donc la manifestation du travail de défense de l'organisme, c'est pourquoi elle est commune à tant de maladies.

Si elle n'existait pas, il faudrait l'inventer, car c'est un merveilleux moyen offert par la nature pour que l'organisme brûle et élimine beaucoup de toxines en peu de temps.

Couper une fièvre sans raison majeure (température qui monte trop haut) revient à couper les efforts de défenses du corps.

Force vitale • 26

C'est la force qui organise la matière vivante, orchestre, synchronise et harmonise toutes les fonctions organiques. Elle est immatérielle et ne peut par conséquent pas être identifiée à un organe du corps. Son existence ne se révèle que par ses effets. Tous ses efforts visent à maintenir le corps dans l'état de plus parfaite santé. C'est elle qui anime les organes et dirige les processus de respiration, circulation, digestions, échanges, éliminations… Elle déclenche également les réactions de défense de l'organisme, les processus de cicatrisation des plaies, la neutralisation des poisons et les crises curatives.

C'est une force intelligente qui agit avec sagesse pour le bien de l'organisme. Pour Hippocrate le thérapeute doit être « l'interprète et le ministre » de cette force « médicatrice », c'est-à-dire que les moyens thérapeutiques devraient se calquer et imiter ceux employés par elle.

G

Guérison • 35

La guérison est le retour à la santé après la maladie. Une guérison véritable est présente lorsque les symptômes de la maladie aussi bien que les déficiences du terrain qui les ont engendrés ont disparu. Cette guérison est stable et durable, car les causes principales de la maladie ont été supprimées.

Les guérisons obtenues localement par des traitements antisymptomatiques sont fictives, les traitements se contentent de refouler les toxines en profondeur, sans corriger le terrain. Le malade semble guéri, mais son terrain s'est encore dégradé.

H

Hépatique • 79, 93

Tout produit ou substance qui stimule l'élimination des déchets par le foie. Par la prise de plantes hépatiques (dent-de-lion, boldo, romarin…), le foie filtre d'avantage de déchets hors du sang, ce qui conduit à une production accrue de bile. Un effet hépatique est aussi obtenu à l'aide d'une bouillotte chaude, de la prise d'huile d'olive, etc.

Hygiène • 23

Ensemble de moyens (alimentation, exercice, repos…) mis en œuvre pour préserver la santé.

L'hygiène cherche à adapter le mode de vie aux capacités du corps, alors que la thérapie anti-symptomatique consiste trop souvent à adapter les capacités organiques au mode de vie.

I

Iatrogène • 36

Désigne un trouble de santé dû au médicament utilisé pour soigner le malade. Le fait est extrêmement rare en naturopathie, mais plus courant avec l'emploi des remèdes anti-symptomatiques de l'allopathie.

Immunité • 28

Capacité de résistance et de défense de l'organisme, non seulement face aux microbes, mais aussi face aux toxines diverses qui encrassent le terrain.

J

Jeûne • 32, 103

Période de temps pendant laquelle on s'abstient de tout apport nutritif, excepté l'eau. Aucun aliment sous quelle que forme que ce soit n'est donc consommé. Cette diète vise à obliger le corps à survivre en autolysant (dégradant) les toxines et les tissus malades, ce qui en débarrasse le terrain et conduit à la santé.

L

Laxatif(ve) • 33, 95, 96

Tout produit ou substance qui stimule les éliminations des déchets intestinaux. Un effet laxatif est obtenu par l'usage de plantes laxatives comme la bourdaine, la mauve… ou des lavements, des massages abdominaux, etc. Un laxatif stimule en douceur le péristaltisme intestinal et, par là, favorise une évacuation régulière des selles. Le terme de purgatif est réservé aux produits qui stimulent très puissamment des intestins, c'est-à-dire ceux qui entraînent la vidange rapide et relativement complète de leur contenu.

Liquides intra- et extracellulaires • 16

Ce sont les liquides qui se trouvent à l'intérieur (intra) ou à l'extérieur (extra) des cellules. Il s'agit du sérum cellulaire, un liquide de couleur blanchâtre. Il a à peu près la même composition que le sang, mais est dépourvu des globules rouges de celui-ci.

Le sérum extracellulaire, qui représente 15 % du poids du corps, constitue l'environnement extérieur des cellules. C'est par lui que transitent, d'une part l'oxygène et les nutriments nécessaires à ces dernières, et d'autre part, les déchets rejetés par elle et qui seront conduits aux émonctoires.

Le sérum intracellulaire représente 50 % du poids du corps. Il remplit la cellule, lui donne sa forme et sa tonicité, et permet les échanges qui doivent prendre place entre ses différents organes.

Lois de la santé • 123

Elles sont des impératifs physiologiques auxquels le corps est soumis et ne peut échapper, et qui nous contraignent à agir d'une manière précise pour rester en bonne santé. Manger suffisamment d'aliments crus pour couvrir les besoins vitaminiques du corps, par exemple, est une loi de la santé, car le corps tomberait inévitablement malade s'il ne les recevait pas. Boire quotidiennement assez d'eau, faire assez d'exercice physique, éliminer régulièrement les toxines produites par l'organisme, etc., sont également des lois de la santé.

M

Maladies aiguës et chroniques • 42

Les maladies sont des crises de détoxication ou de nettoyage déclenchées par la force vitale visant à éliminer le surplus de toxines qui encombrent le terrain.

La maladie est aiguë lorsque la force vitale est forte. L'élimination est violente, spectaculaire, de courte durée et elle atteint son but : la rénovation du terrain.

Les maladies chroniques sont des efforts d'une force vitale déjà affaiblie. Les crises d'élimination seront moyennement intenses. N'aboutissant jamais à la réfection du terrain, ces crises doivent être répétées régulièrement dans le temps, d'où la chronicité.

Métabolismes • 21

C'est l'ensemble des transformations biochimiques qui ont lieu dans les tissus organiques à la faveur des digestions, de l'assimilation, de la production d'énergie, de la désassimilation, des échanges, etc. De ces transformations résultent des déchets et résidus, appelés toxines, qui doivent être éliminés par les émonctoires.

Monodiètes • 33, 104

Régime au cours duquel un seul (mono) aliment est consommé tout au long de la journée. Chaque repas est donc constitué exclusivement avec l'aliment en question, celui-ci pouvant être mangé cru ou cuit, ou sous forme de jus lorsque cela est possible. Les monodiètes les plus courantes sont celles aux raisins, aux carottes, au riz…

N

Naturopathie • 11, 16, 19

Méthode thérapeutique qui traite les maladies à l'aide de moyens naturels, en agissant sur le terrain et non sur les symptômes, et en soutenant les forces curatives de l'organisme. C'est donc une thérapie des profondeurs qui agit sur les causes et non sur les effets.

Les moyens naturels qu'elle emploie sont répartis en dix techniques.

• *Technique par les aliments*
Alimentation saine : aliments biologiques, non-raffinées, sans additifs...
Les régimes restrictifs, diététiques : jeûnes, monodiètes, dissociés, hypotoxique...
Les régimes nutritionnels pour combler les carences.
Les compléments alimentaires naturels.

• *Technique par l'eau*
L'hydrothérapie chaude et froide, externe et interne (lavements), générale (bains) ou locale (affusion). Les bains thermaux, de boue, la balnéothérapie, etc.

• *Technique par les exercices*
L'exercice rationnel. La gymnastique douce. La culture physique. Les différentes sortes de gymnastique occidentales et orientales. Place du sport, gymnastique des organes.

• *Technique par les plantes*
Les plantes médicinales, sous forme d'infusion, de décoction, de teinture mère, d'huile essentielle. Dosage et emploi lors de cure. Les fruits et les légumes aux vertus curatives.

• *Technique par les mains*
Les différentes sortes de massage : généraux, localisés, sportif, organique, hygiénique, français, nordique, chinois... Manipulation des articulations.

• *Technique par les réflexes*
Stimulation des zones réflexes des pieds, des mains, des oreilles, du nez, du dos, par des ponçages, percussions et massages.

• *Technique par les rayons*
Action des rayons du soleil (héliothérapie), influence des rayons lunaire et des astres. Les couleurs et leurs vertus.

• *Technique par les gaz*
Les techniques de respiration. Les gymnastiques de rééducation respiratoire. L'air, l'oxygène, les parfums.

• *Technique par les fluides*
Magnétisme thérapeutique. Revitalisation par le magnétisme des pierres précieuses ou semi-précieuses et les aimants. Les courants telluriques.

• *Technique par les idées*
Importance des pensées et des attitudes. Gestion du stress. Relaxation. Sommeil, autosuggestion, visualisation. Hygiène mentale.

Nutriments • 23, 48, 73
Substance nécessaire à la construction et au fonctionnement de l'organisme et qui, normalement, est fournie pas les aliments. Il s'agit des protéines, glucides, lipides, minéraux, oligo-éléments et vitamines.

P

pH • 54, 84, 85, 120

Unité de mesure du degré d'acidité d'une substance. pH signifie potentiel ou puissance à libérer des ions hydrogène. L'échelle de mesure va de 0 à 14. 0 est l'acidité absolue, 14 l'alcalinité absolue. 7 est la position médiane, dite pH neutre. Le pH du sang et du terrain est légèrement alcalin : 7,39.

Pluralité morbide • 16, 18

Conception de la maladie qui considère que chaque maladie est de nature différente et a des causes qui lui sont propres, dissemblables de toutes les autres. Il n'y a donc pas de points communs entre les maladies. Cette conception est celle de l'allopathie. Elle conduit à traiter chaque maladie avec un remède spécifique (pluralité thérapeutique).
Cette conception s'oppose à celle d'unité morbide de la naturopathie.

R

Rechute, récidive • 38

Lorsqu'une maladie, une bronchite par exemple, a été soignée par un traitement antisymptomatique seulement, le terrain n'a pas été corrigé et la force vitale cherchera à nouveau à le purifier. Cette nouvelle tentative peut avoir lieu sur un autre émonctoire (voir transfert morbide) ou sur le même. Dans ce dernier cas, on parlera alors de rechute ou de récidive. Les toxines qui ont été refoulées en profondeur par le traitement antisymptomatique sont reconduites vers l'émonctoire utilisé au départ. À une bronchite succède ainsi une autre bronchite. On considère parfois qu'une nouvelle maladie fait son apparition ; en fait c'est une seule et même crise curative qui ayant été momentanément interrompue, se déclenche à nouveau dès que les circonstances le permettent.

Régime restrictif • 103

Régime caractérisé par une diminution quantitative des aliments consommés (régime à basses calories, hypoprotéiné, pauvre en sel...) ou par la réduction de l'éventail des aliments permis (régime sans viande, sans sel, sans graisses...). De tels régimes visent à soulager l'organisme et à déclencher l'autolyse des toxines.

Remèdes • 26

Produit contenant des substances actives pour soigner les maladies. En naturopathie, les remèdes ne sont pas utilisés pour faire disparaître arbitrairement les symptômes des maladies sans agir sur le terrain. Ils visent au contraire à soutenir le travail d'élimination des émonctoires afin de corriger le terrain où se situe la racine du mal. Cette correction entraîne alors avec elle la disparition des symptômes.

S

Santé • 16

La santé n'est pas l'absence de symptômes de maladies en surface, mais elle correspond à un état du terrain dans lequel la composition des liquides organiques garantit et favorise l'activité normale et sans entrave des cellules. La santé est déterminée par l'état du terrain. Si celui-ci est sain, le corps est en santé, s'il est malsain, le corps est malade, même si aucun symptôme ne s'est encore manifesté en surface.
Le terrain étant dépendant de notre hygiène de vie, la santé est un équilibre instable qui est sans cesse menacé par l'apparition de surcharges et de carences. L'équilibre que représente la santé n'est pas acquis une fois pour toutes mais doit continuellement être reconquis pour être maintenu.

Sédentarité • 78

État de sous utilisation des capacités motrices de l'organisme dû à un travail assis, des déplacements motorisés et à l'absence d'activités physiques lors des loisirs. La sédentarité entraîne un affaiblissement des muscles et des organes, la sous-oxygénation, la sous-combustion des apports alimentaires et une mauvaise élimination des toxines.

Signaux d'alarme • 41

Petits troubles légers qui avertissent que le terrain quitte son état d'équilibre et commence à se dégrader. Il s'agit par exemple d'une indisposition passagère, de fatigue, de tension nerveuse ou encore de l'apparition de quelques boutons ou de petits troubles digestifs. Le taux de surcharges est encore bas, mais la correction du mode de vie doit être instaurée rapidement pour éviter que le terrain continue à se dégrader.

Sudorifique • 120

Tout produit ou substance qui stimule l'élimination des toxines par les glandes sudoripares. Celles-ci évacueront d'avantage de sueur, et celle-ci sera plus chargée en toxines. Le sauna, les bains chauds et l'exercice ont un effet sudorifique, tout comme les plantes médicinales telles que le tilleul et les fleurs de sureau.

Surcharge • 19

Ensemble des déchets, toxines et produits toxiques, y compris les graisses mais pas exclusivement, qui, en s'accumulant dans le terrain en quantités trop importantes, l'encombrent de manière dangereuse, autrement dit, le surchargent. Il ne s'agit pas d'une surcharge pondérale mais d'une surcharge en toxines de toutes sortes.

Symptômes • 15

Ce sont les manifestations de surface du mal profond qu'est le terrain dégradé. L'ensemble des symptômes d'une maladie, des articulations enflammées et douloureuses lors de rhumatismes par exemple, est souvent considéré comme la maladie en soi. En réalité, la maladie véritable est le terrain dégradé qui a permis l'éclosion de ces symptômes.

T

Terrain • 15, 16, 21

De même qu'une plante prospère ou non selon la qualité du terrain dans lequel elle croît, de même nos cellules et les organes qu'elles forment fonctionnent correctement ou non, selon le « terrain » dans lequel elles se trouvent. Celui-ci est constitué par les liquides organiques dans lesquelles elles baignent, donc les liquides qui les entourent (le sérum extracellulaire, la lymphe et le sang) et ceux qui sont à l'intérieur d'elles (le sérum intracellulaire).

L'environnement liquide de la cellule assure les apports d'oxygène et de nutriments dont elle a besoin, ainsi que l'élimination des toxines produites par son activité.

Il existe une composition idéale du terrain qui permet le bon fonctionnement de l'organisme et, par là, la santé. Il en résulte que tout changement quantitatif et qualitatif trop important des liquides organiques conduit à la maladie. Deux déséquilibres principaux sont possibles : soit un excès de certaines substances (toxines, poisons), qui conduit aux maladies de surcharge, soit un manque de certaines substances (vitamines, minéraux), qui engendre des maladies de carences.

Toxines, toxiques • 16, 21

Les toxines sont les déchets et résidus issus des métabolismes. La majorité d'elles provient de la dégradation des substances alimentaires par le corps. Les protéines utilisées donnent de l'urée, de l'acide urique, de la créatinine ; la combustion du glucose produit de l'acide lactique ; les graisses mal transformées des acides cétoniques, etc. Une autre partie des toxines provient de l'usure des tissus. Ce sont les débris des cellules mortes, les cadavres de globules rouges, des minéraux usés…

Les toxiques sont les poisons provenant de l'extérieur du corps et qui ne font pas partie des cycles biologiques normaux : métaux lourds provenant de la pollution (mercure, cadmium), insecticides, herbicides, agents conservateurs, additifs alimentaires, etc.
Le terme toxine ne devrait être utilisé que pour les déchets produits par le corps lui-même, pourtant, dans le langage courant, on y inclut les toxiques.

Transfert morbide • 38

La force vitale de l'organisme cherche constamment à libérer le terrain des excédents de toxines, ce qui, en plus des éliminations normales, peut se traduire par des évacuations plus conséquentes au niveau de la peau (boutons, eczéma…), des poumons (toux), etc. Lorsque cet effort est contrarié par un traitement antisymptomatique, la force vitale n'abandonne pas ses efforts. Elle transfère les excédents de toxines vers un autre émonctoire. Par exemple, les déchets présents dans la peau seront conduits aux poumons pour que ceux-ci les éliminent. L'eczéma se transforme ainsi en toux.

U

Unicité morbide • 18, 30

C'est une conception de la maladie, propre à la médecine naturelle, qui considère que tous les troubles de santé ne sont que l'expression d'un mal unique qui est la dégradation du terrain. Les maladies ne sont donc que les manifestations diverses et de surface d'un trouble profond unique. D'où l'aphorisme fondamental en naturopathie : *« Il n'y a pas de maladies locales, il n'y a que des maladies générales. »*

La dégradation du terrain étant toujours à l'origine de la maladie, et par là précédant nécessairement l'apparition des troubles locaux, la thérapie est essentiellement toujours la même : corriger le terrain en le débarrassant de ses surcharges et en comblant ses carences (unicité thérapeutique). Hippocrate, le père de la médecine disait à ce propos : *« La nature de toutes les maladies est la même. Elles ne diffèrent seulement que par leur siège. Je pense qu'elles ne se montrent sous tant de formes diverses qu'à cause de la grande diversité des parties où le mal est placé. En effet, leur essence est une : la cause qui les produit est pareillement une. »*

Bibliographie

Ouvrages généraux sur la médecine naturelle

Dr Paul Carton, *Traité de médecine, d'alimentation et d'hygiène naturiste,* Librairie Maloine, Paris, 1931

Ouvrage de base indispensable pour toutes les personnes, thérapeutes ou non, désirant acquérir une solide connaissance des principes fondamentaux de la médecine naturelle. Exposés avec simplicité et logique, tous les aspects de la médecine naturiste sont passés en revue. (Le livre est épuisé, mais peut être commandé directement à : M. Paul Delay, 21, rue des Vignes, F-80100 Abeville. Tél. 03 22 24 80 31)

Dr Paul Carton, *L'essentiel de la doctrine d'Hippocrate,* Librairie le François, Paris 1977

L'œuvre immense et fondamentale d'Hippocrate, le père de la médecine, mise à la portée de tous par le Dr Carton.

Association médicale Kousmine, *La méthode Kousmine*, Éditions Jouvence, Genève, 1989

La méthode de la doctoresse Kousmine associe le bon sens et la simplicité de la médecine naturelle aux connaissances les plus modernes de la nutrition et de l'immunologie. Un exemple de ce qui peut résulter d'une collaboration des deux approches.

Drainage des toxines et diètes

Alain Rousseaux, *Sauna, retrouver et conserver la santé par le sauna* (édité par l'auteur : 46 rue de la Victoire, F-75009 Paris)
Un des livres les plus complets écrits à ce jour sur le sauna. Utilisation du sauna, pratique du sauna comme hygiène de vie, comme complément à l'exercice et aux massages pour les malades. Possibilités curatives du sauna et ses effets sur les organes. En même temps qu'un guide pratique, ce livre écrit par un grand naturopathe fait pénétrer le lecteur dans le monde des conceptions de l'hygiène vitale et de la naturopathie.

Dr Herbert Shelton, *Le jeûne,* Le Courrier du Livre, Paris, 1970
Analyse détaillée du jeûne : les modifications chimiques et organiques, l'autolyse, la régénération des organes, l'élimination des déchets ; le jeûne dans les périodes et conditions spéciales de la vie. Réponses aux objections quant aux risques de carences, de mort, etc.

Christopher Vasey, *Manuel de détoxication,* Éditions Jouvence, Genève, 1992
Exposé de la conception naturopathique de la formation des maladies par la dégradation du terrain qu'engendrent les toxines. Le fonctionnement des cinq émonctoires foie, intestins, reins, peau, poumons est expliqué et de nombreux moyens pratiques pour stimuler chacun d'eux sont donnés. Ces moyens sont d'accès facile pour tous.

Nutrition : comment combler les carences

Adèle Davies, *Les vitamines ont leurs secrets,* Éditions Tchou, Paris, 1977
Les nutriments sont abordés les uns après les autres et leurs rôles et fonctions sont exposés d'une manière simple et agréable, à

l'aide de nombreux exemples concrets. Une entrée tout en douceur dans le passionnant du monde de la nutrition.

Robert Masson, *Soignez-vous par la nature,* Éditions Albin Michel, Paris, 1977
Ce livre passe en revue toutes les maladies touchant les différents systèmes organiques (système circulatoire, digestif, rénal...). Il explique leur genèse en relation avec le mode de vie et d'alimentation et propose les réformes à entreprendre. Livre très pratique, avec de nombreux cas et exemples en fin de volume.

Christopher Vasey, *Les compléments alimentaires naturels,* Éditions Jouvence, Genève, 2003
Présentation de la composition, des vertus curatives, des indications et de l'utilisation de onze compléments alimentaires naturels riches en vitamines, minéraux, oligo-éléments, etc. : la levure de bière, la gelée royale, l'huile de foie de flétan, l'huile de lin, la spiruline, les algues marines, la mélasse noire, les germes de blé, le ginseng, le pollen et l'argousier. Ces compléments sont recommandés pour combler les carences et soutenir l'organisme dans ses efforts de détoxication.

Équilibre acido-basique

Dr Philippe-Gaston Besson, *Acide-base : une dynamique vitale,* Éditions Jouvence, Genève, 2003
La question de l'équilibre acido-basique abordée par un médecin pratiquant la méthode Kousmine. Exposé approfondi de la physiologie de l'acidité.

Christopher Vasey, *L'équilibre acido-basique, source de bien-être et de vitalité,* Éditions Jouvence, Genève, 1991
Exempt de tout jargon technique rebutant, ce livre explique toute la question de l'acidification du terrain par l'alimentation moderne, cause de nombreuses maladies dont nous souffrons

actuellement. Il explique ce qu'est le pH et comment pratiquer le test de dépistage du pH urinaire et contient les listes des aliments acidifiants, acides et « alcalinisants », des tableaux de remplacement et la description de différentes techniques de désacidification.

Christopher Vasey, *Gérez votre équilibre acido-basique, une vision complète,* Éditions Jouvence, Genève, 1999

Deuxième ouvrage de l'auteur sur l'équilibre acido-basique, ce livre reprend de manière beaucoup plus détaillée et avec de nombreux exemples les questions de l'interprétation des résultats du test du pH urinaire, l'analyse des menus acidifiants, le choix des aliments, l'établissement des menus alcalins, le dosage des compléments basiques, etc.

Draineurs

Dr Georges Monnier, *Santé par l'hygiène intestinale,* Éditions Jouvence, Genève, 2001

Une synthèse sur l'hygiène intestinale qui explique pourquoi le côlon joue un rôle fondamental dans le maintien de la santé et indique toutes les techniques pour le nettoyer.

Dr Jean Valnet, *Phytothérapie – Traitement des maladies par les plantes,* Éditions Maloine, Paris, 1975

Des tableaux renvoyant des plantes aux maladies et des propriétés aux plantes font de cet ouvrage un livre de référence des plus utiles.

Dr Jean Valnet, *Aromathérapie – Traitement des maladies par les essences des plantes,* Éditions Maloine, Paris, 1975

Construit sur le même modèle que *Phytothérapie*, cet ouvrage traite de l'usage des plantes riches en huiles essentielles.

Du même auteur

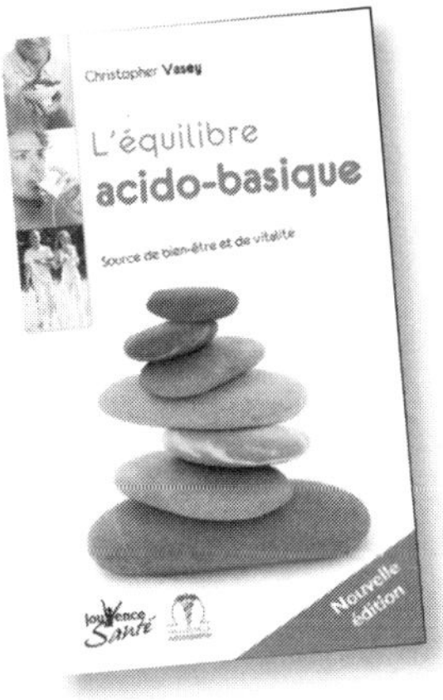

quilibre acido-basique

ırce de bien-être et de vitalité

igue, douleurs dorsales, dépression, irri-
›ilité… autant de signes possibles d'un
séquilibre acido-basique. Pour préser-
r notre santé ou lutter contre maladie,
.chons consommer les bons aliments au
on moment!

Jouvelle édition.

160 pages • 14,10 €

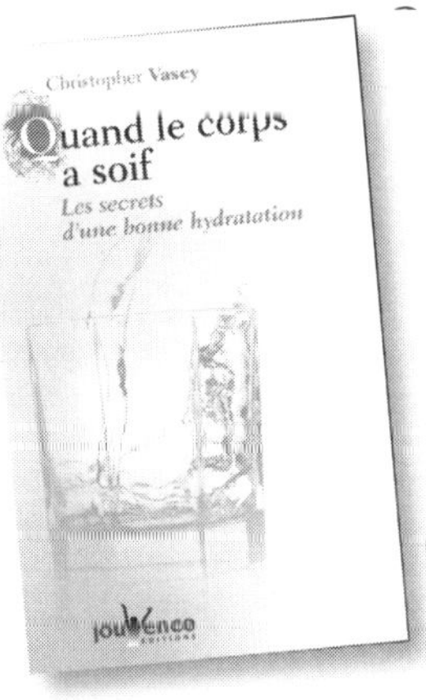

ıand le corps a soif…

secrets d'une bonne hydratation

ınque d'énergie, eczéma, rhumatismes,
:ès de cholestérol, constipation,
ésité, cystites… de nombreux maux
:uvent être soignés par l'eau! Mais quelle
ıantité boire? De quelle qualité? Voici des
ıoyens simples, pour garder forme, vitalité
et jeunesse.

160 pages • 14,70 €

Manuel de détoxication

Santé et vitalité par l'élimination des toxines

Des moyens simples, efficaces et naturels sont déclinés pour favoriser l'élimination des toxines et la régénération de l'organisme. Voici le manuel de base de naturopathie au service de votre vitalité.

240 pages • 15,20 €

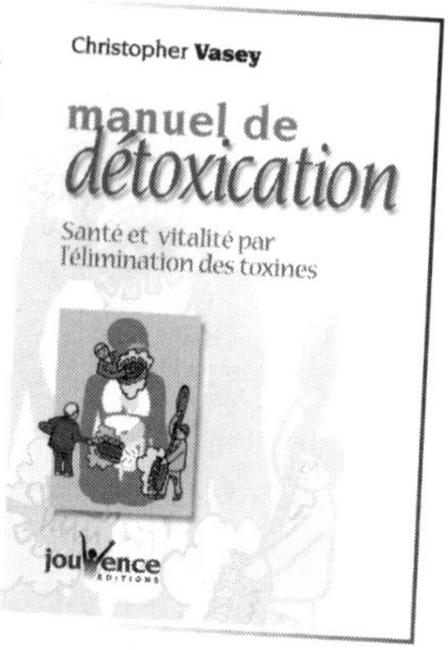

Les compléments alimentaires naturels

Les indispensables pour votre santé et votre vitalité

Levure de bière, pollen, gelée royale, ginseng, huile de lin, algues, spiruline, germe de blé… douze compléments alimentaires sont présentés dans leurs spécificités : propriétés, indications thérapeutiques et usages préventif ou curatif. De quoi se revigorer au naturel !

192 pages • 15,30 €

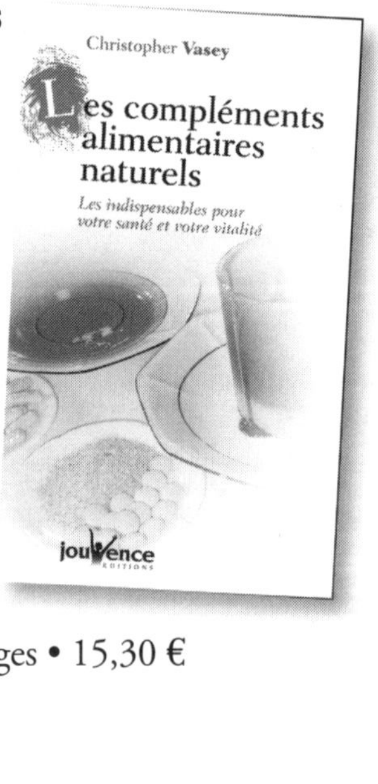

Imprimé en France
Dépôt légal : Février 2011
JOUVE, 1, rue du Docteur Sauvé, 53100 MAYENNE
N° 849707A